Thomas Stulnig, Simone Moosheer

Ernährung bei erhöhten Blutfettwerten: Cholesterin & Triglyzeride

•**maudrich.**gesund essen

Thomas Stulnig, Simone Moosheer

Ernährung bei erhöhten Blutfettwerten: Cholesterin & Triglyzeride

maudrich

INHALTSVERZEICHNIS

VORWORT	6

FETTSTOFFWECHSELSTÖRUNGEN – **WAS SIE DARÜBER WISSEN SOLLTEN**	8

GRUNDLAGEN DER ERNÄHRUNG BEI HYPERLIPIDÄMIE	17

PRAXIS DER ERNÄHRUNG BEI HYPERLIPIDÄMIE	30

FERTIGGERICHTE, ESSEN GEHEN ODER SELBST KOCHEN?	40

REZEPTE	44
TAGESKOSTPLÄNE	45
SUPPEN	51
SALATE UND KLEINE SPEISEN	56
AUFSTRICHE UND DIPS	67
FLEISCHSPEISEN	73
FISCHSPEISEN	83
VEGETARISCHE HAUPTSPEISEN	90
KUCHEN UND DESSERTS	102

ABKÜRZUNGEN	111
GLOSSAR	112
KLEINES KÜCHENLEXIKON	114
REZEPTÜBERSICHT	117
LITERATURVERZEICHNIS	119

VORWORT

Erhöhte Blutfette sind als Auslöser von Herzinfarkten und Schlaganfällen in aller Munde. Aber wie werden Blutwerte von Cholesterin und Triglyzeriden durch die Ernährung beeinflusst? Genügt es, weniger Fett zu sich zu nehmen? Oder sind andere Veränderungen der Ernährung viel wirksamer? Dieser kompakte Ratgeber gibt Ihnen alle wichtigen Informationen, um erhöhte Blutfettwerte bei Fettstoffwechselstörungen (medizinisch: Hyperlipidämien) abseits von Medikamenten deutlich zu verbessern.
Cholesterin und Fette in Nahrung oder Blut sind grundsätzlich verschieden (siehe Kapitel „Fettstoffwechselstörungen – was Sie darüber wissen sollten" auf S. 8). Nur sehr bedingt wirkt sich eine Reduktion von Nahrungscholesterin oder -fetten ebenso auf die Blutwerte aus (siehe Kapitel „Grundlagen der Ernährung bei Hyperlipidämie" auf S. 17). Hier erfahren Sie, dass nicht vor allem die Menge der Nahrungsfette, sondern vielmehr ihre Qualität und andere Nahrungsbestandteile wie Kohlenhydrate für die Blutfettwerte von Bedeutung sind.

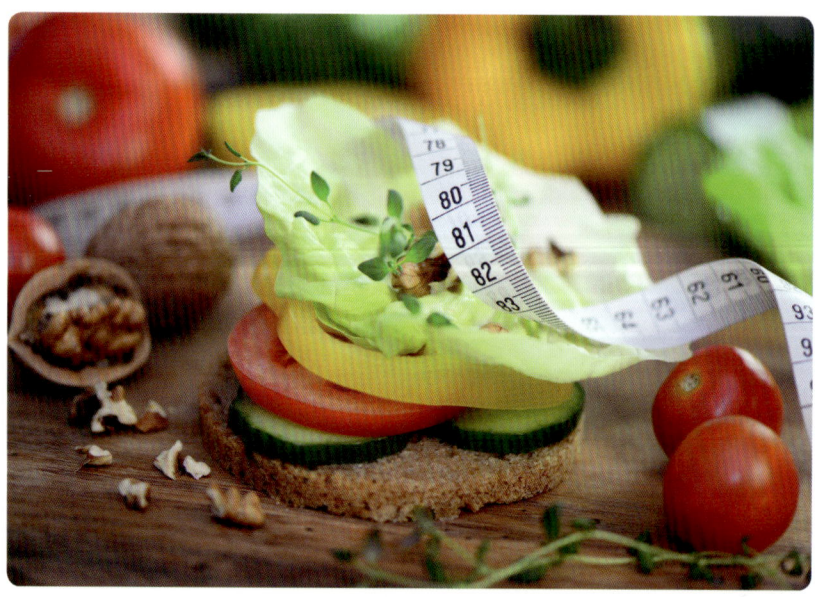

Wie starten Sie nun erfolgreich die passende Ernährungstherapie für Ihre Fettstoffwechselstörung? Am Beginn ordnen Sie Ihre veränderten Blutfettwerte richtig ein und wählen die für Sie optimale Ernährungsstrategie aus (siehe Kapitel „Ernährungstherapie bei Hyperlipidämie" auf S. 23). Im Anschluss lernen Sie praktische Tipps kennen, wie Sie die Ernährungstherapie im Alltag umsetzen können (siehe Kapitel „Praxis der Ernährung bei Hyperlipidämie" auf S. 30 und „Fertiggerichte, Essen gehen oder selbst kochen" auf S. 40). Zu guter Letzt haben wir zahlreiche Rezepte zusammengestellt, die Ihnen eine vielseitige und schmackhafte Ernährung ermöglichen und gleichzeitig Ihre Blutfette sinken lassen (ab S. 44). Viele der Rezepte sind bekannte Gerichte, die dahingehend verändert wurden, dass sie bei Fettstoffwechselstörungen sogar von Vorteil sind.

Einen guten Appetit mit gutem Gewissen wünschen Ihnen

Thomas Stulnig & Simone Moosheer
Wien, Juni 2013

FETTSTOFFWECHSELSTÖRUNGEN – WAS SIE DARÜBER WISSEN SOLLTEN

Sie nehmen diesen Ratgeber wahrscheinlich deshalb in die Hand, weil bei Ihnen erhöhte Blutfettwerte festgestellt wurden. Wir wollen Sie dabei unterstützen, die Hintergründe besser zu verstehen und Ihre Ernährungsweise dahingehend anzupassen, dass Ihre Blutfettwerte gebessert oder normalisiert und dadurch schwerwiegende Folgen wie Herzinfarkt oder Schlaganfall verhindert werden.

Welche Blutfettwerte gibt es?

In der ärztlichen Praxis wird eine Reihe von Fettwerten im Blut, genauer gesagt im Blutserum, bestimmt. Das Serum ist der zellfreie Anteil des Blutes, der sich nach dem Gerinnen des Blutes von den roten und weißen Blutzellen abtrennen lässt. Chemisch handelt es sich bei den Blutfetten um völlig unterschiedliche Moleküle oder sogar große Teilchen, die Fetttröpfchen ähneln.

Grundsätzlich werden bei den im Serum vorkommenden Fetten oder Lipiden (von „lipos", griech. für Fett) auf chemischer Basis **Triglyzeride** und **Cholesterin** unterschieden. Da sich Fett nicht in Wasser löst, werden Fette im Blut als große, fetttröpfchenähnliche Teilchen transportiert. Die Fetttröpfchen im Serum bestehen aus Fett, den Lösungsvermittlern (die wie Geschirrspülmittel arbeiten) und bestimmten Eiweißmolekülen (sogenannten Proteinen), die das Fetttröpfchen im Körper in Richtung Abbau, Umbau oder Aufnahme in Zellen exakt steuern. Die Fetttröpfchen werden deshalb als **Lipoproteine** (Fett-Eiweiß-Teilchen) bezeichnet.

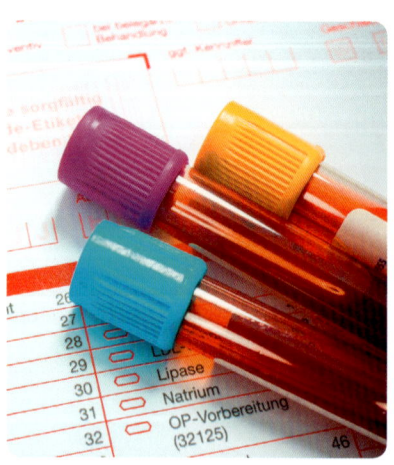

> In besonderen Fällen werden vom Fettstoffwechselspezialisten auch die angelagerten **Eiweißmoleküle der Lipoproteine** bestimmt, um die Fettstoffwechselstörung oder damit verbundene Risiken besser einschätzen zu können.

Triglyzeride

Triglyzeride sind schlechthin die „üblichen" Fette, die auch im Blutserum vorkommen. An ein Grundgerüst (Glyzerin) sind dabei drei Fettsäuren gebunden. Die Fettsäuren werden in Geweben, die sie benötigen (wie Fettgewebe und Muskulatur), gespeichert oder zur Energiegewinnung abgebaut.

> **Erhöhte Triglyzeridwerte**
>
> Wie die meisten anderen Blutfettwerte wird auch die Konzentration an Triglyzeriden üblicherweise in Milligramm pro Deziliter (mg/dl) angegeben. **Triglyzeridwerte über 150 mg/dl** sind erhöht.

Cholesterin

Cholesterin ist ein fettähnliches Molekül. Mit Cholesterin oder Gesamtcholesterin ist die Gesamtkonzentration an Cholesterin im Serum gemeint, und zwar unabhängig davon, in welchem Lipoprotein es vorliegt. Cholesterin ist lebensnotwendig für jede Körperzelle und kann deshalb auch von jeder Zelle selbst gebildet werden. Cholesterin wird zum Aufbau der Zellmembran und einer Reihe von Hormonen (wie z. B. Sexualhormone) benötigt; es bildet zudem das Grundgerüst der Gallensäuren.

> **Erhöhte Cholesterinwerte**
>
> **Cholesterinwerte über 200 mg/dl** gelten im Allgemeinen als erhöht, bei vielen Betroffenen müssen aber schon weit niedrigere Werte behandelt werden, um schwerwiegenden Folgen vorzubeugen (siehe Kap. „Welche Folgen haben Hyperlipidämien" auf S. 13 und „Welche anderen Risikofaktoren für Herz-Kreislauf-Erkrankungen gibt es?" auf S. 13).

LDL-Cholesterin – das „schlechte" Cholesterin

Blutfette werden in Transportpartikeln, den Lipoproteinen, im Blut transportiert. Lipoproteine werden nach ihrer Dichte eingeteilt. Die wichtigsten Vertreter der Lipoproteine heißen auf Englisch „low density lipoproteins" (auf Deutsch: „wenig dichte Lipoproteine"), abgekürzt LDL. LDL-Cholesterin bezieht sich daher auf den Teil des (Gesamt-)Cholesterins, der in LDL-Partikeln transportiert wird. LDL-Partikel bringen das Cholesterin von der Leber zu den Organen. Erhöhte Konzentrationen an LDL-Cholesterin bewirken aber durch Ablagerung in der Gefäßinnenwand eine vorzeitige Atherosklerose (Gefäßverkalkung). Daher sind erhöhte Konzentrationen an LDL-Cholesterin maßgeblich für Herzinfarkte und Schlaganfälle verantwortlich.

HDL-Cholesterin – das „gute" Cholesterin

Im Gegensatz zum LDL-Cholesterin befindet sich das HDL-Cholesterin in Transportpartikeln hoher Dichte, die deshalb auf Englisch „high density lipoproteins" (auf Deutsch: „hoch dichte Lipoproteine") oder abgekürzt HDL genannt werden. Anders als LDL- sind HDL-Partikel dazu da, überschüssiges Cholesterin aus den verschiedenen Organen abzuholen und zur Leber zurückzubringen. Daher schützen HDL vor der vorzeitigen Atherosklerose, da sie die Ablagerung von Cholesterin in der Gefäßinnenwand unterbinden. Hohe Werte an HDL-Cholesterin schützen damit vor Herzinfarkten, aber dieser Schutz ist bei weitem nicht hundertprozentig (siehe Kap. „Welche anderen Risikofaktoren für Herz-Kreislauf-Erkrankungen gibt es?" auf S. 13)! Im Gegensatz dazu erhöhen erniedrigte Werte an HDL-Cholesterin das Risiko für Herzinfarkte und weitere Folgeerkrankungen.

> **HDL-Cholesterin-Werte**
>
> Als erhöht und risikovermindernd gelten HDL-Cholesterin-Werte über 65 mg/dl. Als erniedrigt gelten HDL-Cholesterin-Werte von weniger als 50 mg/dl bei Frauen und weniger als 40 mg/dl bei Männern.

Welche Arten von erhöhten Blutfettwerten (Hyperlipidämien) werden unterschieden?

Fettstoffwechselstörungen werden grundsätzlich danach unterschieden, welche Blutfettwerte erhöht sind (siehe Kap. „Welche Blutfettwerte gibt es?" auf S. 8). Diese Unterscheidung ist von großer Bedeutung für die Therapie, auch für die Ernährungstherapie.

> **Was bedeutet Hyperlipidämie?**
>
> Die Bezeichnungen der Fettstoffwechselstörungen leiten sich aus dem Griechischen ab: „Hyper" bedeutet erhöht, während die Nachsilbe „ämie" bedeutet, dass es sich um Werte aus dem Blut handelt. Allgemein sprechen wir von „Hyperlipidämie" als erhöhte („hyper") Fette („lipid") im Blut („ämie").

Tabelle 1: Arten von Fettstoffwechselstörungen (Hyperlipidämien)

Art der Fettstoffwechselstörung	(Gesamt-)Cholesterin	Triglyzeride
Hypercholesterinämie	erhöht	normal
Hypertriglyzeridämie	normal	erhöht
kombinierte Hyperlipidämie	erhöht	erhöht

Unterscheidet sich die (Ernährungs-)Therapie der verschiedenen Fettstoffwechselstörungen voneinander?

Es gibt definitiv Unterschiede in der (Ernährungs-)Therapie der Fettstoffwechselstörungen! Hyperlipidämien werden auf jeder Ebene sehr unterschiedlich behandelt, je nachdem, ob vorwiegend oder ausschließlich Cholesterin und/oder Triglyzeride erhöht sind. Ordnen Sie deshalb Ihre Hyperlipidämie entsprechend Tabelle 1 (siehe oben) ein und orientieren Sie sich im Weiteren an den speziellen Ernährungsempfehlungen, die sich auf Ihre Form der Fettstoffwechselstörung beziehen (siehe S. 26ff.).

Achtung: Für die richtige Ernährung müssen Sie zunächst Ihre Hyperlipidämie gemäß Tabelle 1 (siehe oben) einordnen!

Nahrungsfette ≠ Blutfette

Fette in der Nahrung müssen gänzlich von Blutfetten unterschieden werden. Chemisch sind zwar Cholesterin und Triglyzeride in der Nahrung mit den gleichnamigen Fetten im Blut ident oder zumindest sehr ähnlich. Das heißt aber keinesfalls, dass z. B. die vermehrte Aufnahme von Triglyzeriden mit der Nahrung auch zu einer Erhöhung der Triglyzeridwerte führt, da die Triglyzeride im Serum zu einem wichtigen Teil in der Leber hergestellt wurden. Die Leber verwendet hierfür überschüssige Kohlenhydrate. Daher müssen Nahrungsfette grundsätzlich von Blutfetten unterschieden werden, um nicht falsche Schlüsse hinsichtlich der Ernährung und einer günstigen Ernährungsumstellung zu ziehen!

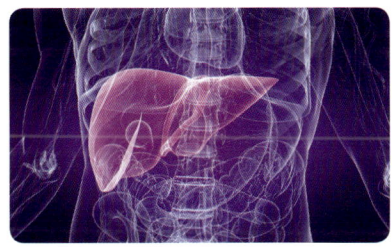

Ehe wir uns den Nahrungsfetten zuwenden (siehe Kap. „Nahrungsfette unter der Lupe" auf S. 18), müssen wir die Bedeutung der Blutfettwerte und ihre Veränderungen genauer betrachten.

> **Achtung:** Erhöhte Blutfette sind nicht unbedingt Ausdruck der erhöhten Zufuhr von Fetten mit der Nahrung!

Wodurch erhöhen sich die Blutfettwerte?

Hyperlipidämien sind meist eine Kombination aus einer angeborenen Störung in der Regulation des Fettstoffwechsels, also einer Fettstoffwechselstörung, und auslösenden Faktoren. Stoffwechselgesunde Personen können prinzipiell alles zu sich nehmen und haben trotzdem normale Blutfettwerte. Hingegen können Personen mit Fettstoffwechselstörungen unter Umständen trotz gesunder Diät und normalem Körpergewicht deutlich erhöhte Blutfettwerte haben.

Tabelle 2: Typische Auslöser von Hyperlipidämien

Auslöser	Cholesterin	Triglyzeride
Übergewicht, Fettleibigkeit	↑	↑↑
Diabetes mellitus	↑	↑↑
Alkohol	–	↑↑
Magersucht	↑	–
Schilddrüsen-Unterfunktion	↑	↑↑
Nierenkrankheiten	–	↑↑
Leberkrankheiten	↑	–
akute Stresssituation (z. B. Operation, Herzinfarkt)	↑	↑↑
Cortison-Therapie	↑	(↑)
orale Antikonzeption („Pille"), je nach Präparat	↑/–	↑/–
fettreiche Ernährung mit hohem Anteil an tierischem Fett, Transfettsäuren	↑	↑
Zucker und Weißmehlprodukte	–	↑
hohe Cholesterinzufuhr	↑/–	–

> **Vermeiden von Auslösern**
>
> Die zugrunde liegende Fettstoffwechselstörung selbst kann man nicht behandeln, wohl aber kann man die Auslöser vermeiden und dadurch die Höhe der Blutfettwerte durch entsprechende Ernährung meist deutlich verbessern. Die Auslöser, die zu erhöhten Blutfettwerten führen, unterscheiden sich je nach zugrunde liegender Fettstoffwechselstörung (siehe Tabelle 2).

Welche Folgen haben Hyperlipidämien?

Der erste Schritt in der Behandlung ist die **Ernährungstherapie**. Eine wirkungsvolle Senkung der Blutfettwerte durch eine entsprechende Ernährungsumstellung und Bewegungsmaßnahmen verringert erheblich die Gefahr, einen Herzinfarkt oder Schlaganfall zu erleiden. Deshalb ist die Therapie der erhöhten Blutfettwerte für die Betroffenen so wichtig! Sehr hohe Triglyzeride, d. h. 500 mg/dl und mehr, können darüber hinaus auch zum Teil lebensbedrohliche Bauchspeicheldrüsenentzündungen auslösen.

> Erhöhte Blutfettwerte sind eine der wichtigsten Ursachen für **Herz-Kreislauf-Erkrankungen**. Dementsprechend vermindert die Erniedrigung von Blutfettwerten das Risiko für Herzinfarkte und Co. Deshalb müssen erhöhte Blutfettwerte wirkungsvoll behandelt werden!

Welche anderen Risikofaktoren für Herz-Kreislauf-Erkrankungen gibt es?

Hyperlipidämie gilt als einer der Hauptrisikofaktoren für Herz-Kreislauf-Erkrankungen. Unser Herz-Kreislauf-System ist generell sehr leistungsfähig, aber eine ungesunde Ernährung und ein ungesunder Lebensstil fördern das Auftreten von Herzerkrankungen. Aber auch andere Risikofaktoren erhöhen die Gefahr für Herzinfarkt, Schlaganfall und Durchblutungsstörungen in den Beinen erheblich (siehe Tabelle 3).

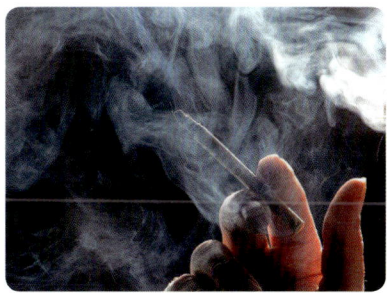

Tabelle 3: Risikofaktoren für Herz-Kreislauf-Erkrankungen

Beeinflussbare Risikofaktoren
- Rauchen
- Bluthochdruck (> 140/90 mm Hg oder jeder behandelte Bluthochdruck)
- niedriges HDL
- Übergewicht, Fettleibigkeit (besonders im Bauchbereich)
- Diabetes mellitus (Zuckerkrankheit)
- wenig körperliche Bewegung
- chronische Entzündung
- Stress

Nicht beeinflussbare Risikofaktoren
- bei Männern ab einem Alter von 45 Jahren, bei Frauen ab einem Alter von 55 Jahren erhöhtes Risiko
- Herzinfarkte, Schlaganfälle in der Familie (bes. Eltern, Geschwister)

Je mehr Risikofaktoren vorliegen, desto größer ist die Wahrscheinlichkeit, einen Herzinfarkt oder Schlaganfall zu erleiden. Neben den klassischen Faktoren gibt es eine Reihe von weiteren Risikofaktoren, von denen einige in Tabelle 3 erwähnt sind. Übergewicht bzw. Fettleibigkeit ist besonders dann schädlich, wenn sich das Fett im Bauch angesiedelt hat. Die Risikoerhöhung beginnt schon bei einem Taillenumfang von 80 cm bei Frauen bzw. 94 cm bei Männern!

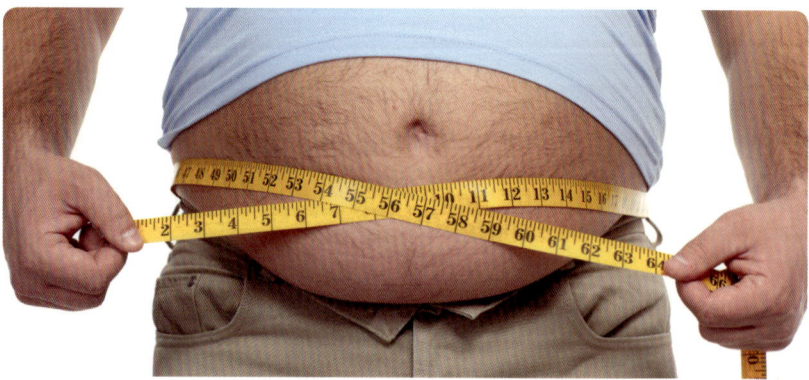

Gleichzeitiges Vorliegen von Risikofaktoren

Es ist wichtig zu wissen, dass sich die einzelnen Risikofaktoren potenzieren. Das heißt, dass wenn Sie beispielsweise erhöhtes Cholesterin (je nach Höhe, z. B. Risikofaktor 2) und einen ausgeprägten Bluthochdruck (Risikofaktor 3) haben und gleichzeitig rauchen (Risikofaktor 2), dann ist Ihr Gesamtrisiko 2 x 3 x 2 = 12fach erhöht!

Einschätzen des Risikos

Ihre Ärztin bzw. Ihr Arzt kann Ihnen helfen, Ihr persönliches Risiko für Herz-Kreislauf-Erkrankungen abzuschätzen. Auf der Website www.stulnig.at können Sie ebenfalls Ihr persönliches Risiko für Herzinfarkte, Diabetes und andere Krankheiten berechnen.

Die Ernährung kann dazu beitragen, eine Reihe von Gefahren wie Blutfettwerte, Bluthochdruck und Übergewicht gleichzeitig günstig zu beeinflussen.

Hinweis: Fragen Sie Ihre Ärztin bzw. Ihren Arzt, ob bei Ihnen ein erhöhtes Risiko für Herz-Kreislauf-Erkrankungen vorliegt!

Was bewirkt die Ernährungstherapie bei Hyperlipidämie?

Die meisten Arten erhöhter Blutfettwerte (siehe Tabelle 1 auf S. 11) sprechen sehr gut auf eine Umstellung der Ernährung an. Besonders Situationen, die mit erhöhten Triglyzeridwerten einhergehen, also „Hypertriglyzeridämie" und „kombinierte Hyperlipidämie", können außerordentlich wirksam durch Diätmaßnahmen verbessert werden.

Ernährungstherapie und/oder Medikamente?

Die Triglyzerid-Verringerungen, die durch eine Diät bewirkt werden können, übertreffen oft bei weitem die Wirkung von Medikamenten! Trotzdem können zusätzlich zur Ernährungsumstellung Medikamente notwendig sein. Bitte wenden Sie sich dazu an Ihre Ärztin bzw. Ihren Arzt.

Reine Hypercholesterinämien, das heißt die ausschließliche Erhöhung von Cholesterin bei normalen Triglyzeridwerten, werden durch die Ernährung in geringerem Ausmaß beeinflusst. Trotzdem ist eine entsprechende Diät die Grundlage für jede weitere Therapie. Die wichtigsten Ernährungsmaßnahmen lernen Sie in den folgenden Kapiteln kennen.

Wann benötige ich zusätzlich Medikamente?

Wenn auch die meisten Arten erhöhter Blutfettwerte durch Ernährungsumstellung deutlich gebessert werden können, so bleiben doch Situationen bestehen, bei denen zusätzlich Medikamente verabreicht werden müssen. Es gibt heute sehr wirksame Medikamente zur Senkung der Cholesterin- und der Triglyzeridwerte, die nachgewiesenermaßen das Auftreten von und die Sterblichkeit bei Herzinfarkten und Schlaganfällen reduzieren. Personen, die ein Risiko für Herz-Kreislauf-Erkrankungen haben, profitieren daher über die Ernährung hinaus oft erheblich von einer zusätzlichen medikamentösen Therapie. **Fragen Sie deshalb bei jeder Erhöhung von Blutfettwerten Ihre Ärztin bzw. Ihren Arzt!**

Muss jede/jeder Hyperlipidämie-Betroffene zum Arzt?

Jede bzw. jeder Betroffene, bei der bzw. dem erhöhte Blutfettwerte festgestellt wurden, muss von einer Ärztin bzw. einem Arzt, vorzugsweise von einem Stoffwechselexperten oder Internisten, untersucht werden! Diese bzw. dieser kann entscheiden, ob neben einer Ernährungstherapie weitere Untersuchungen oder Medikamente erforderlich sind. Ärztinnen bzw. Ärzte, die das Diplom Ernährungsmedizin der Österreichischen Ärztekammer oder das Zertifikat Ernährungsmedizin DAEM/DGEM der Bundesärztekammer in Deutschland tragen, haben eine umfangreiche Ausbildung in der Ernährungsmedizin erhalten.

> Eine entsprechende Ernährung ist der Grundpfeiler jeder Therapie von Fettstoffwechselstörungen!

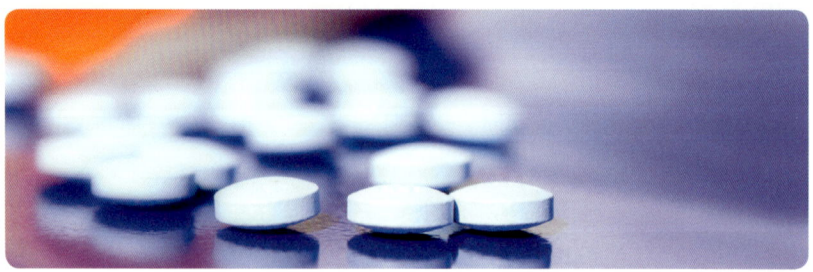

GRUNDLAGEN DER ERNÄHRUNG BEI HYPERLIPIDÄMIE

Bausteine der Ernährung

Unsere Nahrung setzt sich aus drei Hauptnährstoffen zusammen:

⟶ **Eiweiß:** enthalten in Fleisch, Fisch, Ei, Milchprodukten, aber auch Hülsenfrüchten, Soja u. a.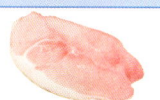

⟶ **Kohlenhydrate:** enthalten in Zucker; Beilagen wie Reis, Nudeln und Kartoffeln; Brot, in der ursprünglichen Form in Obst und Gemüse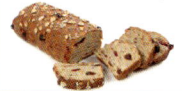

⟶ **Fett:** enthalten in Butter, Schmalz, Ölen, Nüssen u. a.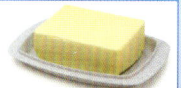

Im Allgemeinen wird empfohlen, dass der gesunde Mensch ca. 50–55 % des Energiebedarfes durch Kohlenhydrate, 30 % durch Fett und 15–20 % durch Eiweiß decken sollte. Doch gerade bei Hyperlipidämie oder Übergewicht muss dieses Verhältnis nicht unbedingt zielführend sein. So hilft eine etwas höhere Menge an Eiweiß bei der Gewichtsreduktion und beim Gewichtserhalt und trägt dazu bei, die Muskulatur zu stärken.

Die empfohlene **Fettzufuhr** von **ca. 30 Energie%** bedeutet, dass 30 % der gesamten Kilokalorien (kcal), die pro Tag aufgenommen werden, aus dem Nährstoff Fett kommen. Obwohl das nach verhältnismäßig viel klingt, erreicht dies meist nur, wer bewusst auf eine fettarme Lebensmittelauswahl achtet. Denn 1 Gramm Fett liefert 9 Kilokalorien und stellt dem Körper somit mehr als doppelt so viel Energie zur Verfügung wie die beiden anderen Hauptnährstoffe Eiweiß und Kohlenhydrate mit je 4 Kilokalorien pro Gramm!

Tipp: Als Faustregel, um den eigenen täglichen Fettbedarf zu bestimmen, gilt:
Max. 1 g Fett pro kg Normalgewicht, bei Übergewicht: max. 50 g Fett pro Tag

> **Hinweis:** Nicht allein die **Menge** an Fett, sondern vielmehr die **Art** des Fettes in der Nahrung ist entscheidend für die Höhe der Blutfettwerte!

Nahrungsfette unter der Lupe

Nahrungsfette sind ein wichtiger Bestandteil in unserer täglichen Ernährung. Sie sind zwar energiereich, aber auch ein wichtiger Geschmacksträger. Darüber hinaus sind bestimmte Fettbestandteile unverzichtbare Ausgangsstoffe für Hormone und unterstützen die Aufnahme der fettlöslichen Vitamine A, D, E und K.

Unser Nahrungsfett besteht zum Großteil aus Triglyzeriden, weiters aus Cholesterin und pflanzlichen Sterolen (cholesterinähnlichen Substanzen).

Fettqualität: gesättigte und ungesättigte Fette

Triglyzeride sind aus einem Glyzerinmolekül aufgebaut, an welches drei Fettsäuren angeheftet sind. Triglyzeride in der Nahrung sind Triglyzeriden im Blut prinzipiell ähnlich (siehe S. 9), aber die Zusammensetzung der Fettsäuren variiert erheblich und macht die **Qualität** des Nahrungsfettes aus (siehe S. 30).

Tabelle 4: Fettsäuren und ihre typischen Nahrungsquellen

Fettsäuren	typische Quelle
gesättigte Fettsäuren	tierische Fette, Milchprodukte, Kokosfett
einfach ungesättigte Fettsäuren	tierische Fette, Milchprodukte, Nüsse, bestimmte Pflanzenöle (Olivenöl, Rapsöl)
mehrfach ungesättigte Fettsäuren:	
⟶ Omega-6-Fettsäuren	Pflanzenöle (Maiskeimöl, Sonnenblumenöl)
⟶ Omega-3-Fettsäuren	fetter Fisch (lange Omega-3-Fettsäuren), Leinöl, Rapsöl, Nüsse (kurze Omega-3-Fettsäuren)
Transfettsäuren	industriell gefertigte oder frittierte Lebensmittel, Milchprodukte (natürliche Transfettsäuren)

Ungesättigte bzw. essenzielle Fettsäuren

Mehrfach ungesättigte Fettsäuren können im Körper nicht gebildet werden. Sie müssen mit der Nahrung aufgenommen werden. Sie werden deshalb auch als **essenzielle** (lebensnotwendige) **Fettsäuren** bezeichnet.

Hinweis: Ungünstige gesättigte Fette sind fest bis streichfähig, während ungesättigte Fette bei Raumtemperatur flüssig sind.

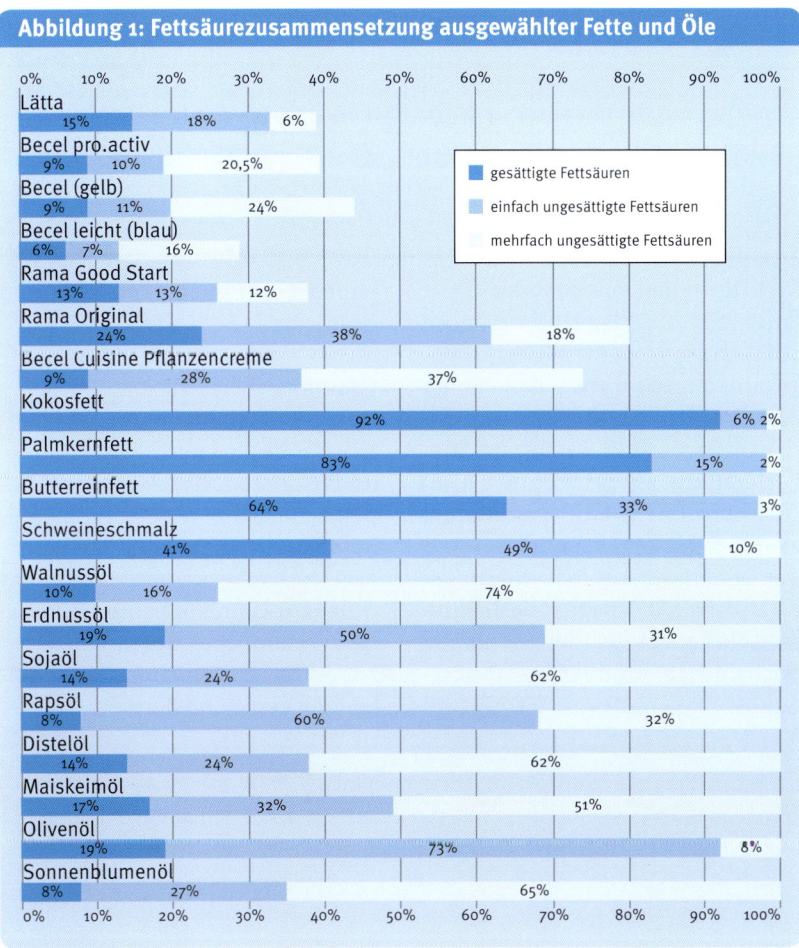

Abbildung 1: Fettsäurezusammensetzung ausgewählter Fette und Öle

Omega-3-Fettsäuren – die besonderen Fettsäuren

Omega-3-Fettsäuren sind mehrfach ungesättigte Fettsäuren mit ganz speziellen Wirkungen: Sie vermindern die Triglyzeridwerte, verbessern die Fließfähigkeit des Blutes, haben eine entzündungshemmende Wirkung im Körper und schützen das Herz.

Arten von Omega-3-Fettsäuren

Zwei Formen der Omega-3-Fettsäuren müssen unterschieden werden:

- Die **kurze Alpha-Linolensäure** wird oft als „pflanzliche Omega-3" bezeichnet. Sie wird vom Körper nur wenig in die wirksamen langen Omega-3-Fettsäuren umgewandelt.
- **Lange Omega-3-Fettsäuren** wie Eicosapentaensäure (abgekürzt: EPA) und Docosahexaensäure (DHA) sind vor allem in fettreichen Kaltwasserfischen wie Lachs, Makrele, Thunfisch und Hering enthalten und entfalten die oben genannten Wirkungen.

Täglich sollten **mindestens** 0,5 g langkettiger Omega-3-Fettsäuren aufgenommen werden. Diese Menge entspricht in etwa dem Anteil von **zwei Fischmahlzeiten pro Woche** oder ca. 30–40 g fettem Seefisch täglich.

Da in unseren Breiten traditionell wenig Fisch gegessen wird, kann der Bedarf auch durch Nahrungsergänzung mit **Omega-3-Fettsäurekapseln** gedeckt werden. Qualitativ hochwertige Produkte enthalten hauptsächlich EPA und DHA und haben einen hohen Reinheitsgrad (wenigstens 60 % EPA und DHA).

Omega-6-Fettsäuren

Omega-6-Fettsäuren werden ebenfalls zu den essenziellen Fettsäuren gezählt. Größere Mengen finden sich v. a. in Sonnenblumenöl, Sojaöl und Maiskeimöl. Im Gegensatz zu Omega-3-Fettsäuren sind Omega-6-Fettsäuren die Grundlage entzündlicher Botenstoffe und können z. B. rheumatische Erkrankungen verschlimmern.

Tipp: Achten Sie auf den Qualitätsstandard der **IFOS-Zertifizierung**, die sicherstellt, dass ein Produkt rein, stabil und frei von Schadstoffen ist. Nähere Informationen finden Sie auf der Website http://www.ifoprogram.com/ (unter „Consumer Reports").

> **Tipp:** Bevorzugen Sie bei Pflanzenölen vorwiegend hochwertige ungesättigte und Omega-3-fettsäurereiche Öle wie Olivenöl, Rapsöl, Leinöl oder Nussöl.

Transfettsäuren

Transfettsäuren entstehen infolge industrieller Verarbeitungsprozesse und unter Einwirkung hoher Temperaturen, aber auch im Pansen von Wiederkäuern. Sie führen bei häufigem und übermäßigem Verzehr zu einem erhöhten Gesamt- bzw. LDL-Cholesterinspiegel. Transfettsäuren, besonders die aus der Lebensmittelproduktion, fördern das Auftreten von Herzinfarkten.

> **Tipp:** Sie vermindern die Zufuhr von Transfettsäuren, indem Sie frittierte Lebensmittel, Plundergebäck, Fertigprodukte und Knabbereien meiden.

Cholesterin in der Nahrung

Cholesterin kommt in jedem fetthaltigen tierischen Nahrungsmittel vor. Cholesterinreiche Lebensmittel wie Eier, Schalen- und Krustentiere und Innereien haben eine begrenzte Auswirkung auf den Cholesterinspiegel im Blut, da Cholesterin auch im Körper selbst produziert wird. Personen mit erhöhtem Cholesterinspiegel sollten die Cholesterinzufuhr auf maximal 200 mg/d begrenzen. Der Cholesterinspiegel im Blut wird auch durch andere Nahrungsbestandteile wesentlich beeinflusst (siehe S. 26).

Einfluss der Nahrung auf die Blutfette

Falsche Ernährung ist bei einer zugrunde liegenden Fettstoffwechselstörung ein wichtiger Auslöser für hohe Blutfettwerte (siehe auch Tabelle 5 auf S. 22). Die Reduktion der Fettmenge bzw. der Cholesterinzufuhr verbessert die Blutfettwerte nur zum Teil. Vor allem die **Qualität des Nahrungsfettes**, die sich im Fettsäuremuster zeigt, hat großen Einfluss auf den Fettstoffwechsel (siehe S. 18).

Auch bei den **Kohlenhydraten** spielt die Qualität eine wesentliche Rolle: Zucker, Weißmehlprodukte und andere Kohlenhydrate, die rasch ins Blut aufgenommen werden, können die Triglyzeridwerte im Blut stark anheben.

Eine ähnliche Wirkung hat **Alkohol**: Bei Patienten mit bestimmten Fettstoffwechselstörungen können bereits geringe Alkoholmengen die Triglyzeride um ein Mehrfaches ansteigen lassen!

Tabelle 5: Einfluss der Nahrungsbestandteile auf die Blutfettwerte

Nahrungsbestandteil	LDL und Gesamtcholesterin	HDL	Triglyzeride
Reduktion des Gesamtfettes	↓	↓	–/↑
Reduktion gesättigter Fettsäuren	↓↓	↓	–
vermehrte Zufuhr von einfach ungesättigten Fettsäuren	↓	–	–
vermehrte Zufuhr von mehrfach ungesättigten Fettsäuren n-6 n-3	↓ –	↓ –	↓ ↓↓
hohe Zufuhr von Transfettsäuren	↑	↓	–
verminderte Cholesterinzufuhr	↓	–	–
Sojaprotein in größerer Menge	↓	–	–
Kohlenhydrate, rasch resorbierbar	–	–	↑↑
hohe Ballaststoffzufuhr	↓	–	–
Alkohol	–	↑	↑↑
hohe Energiezufuhr	↑	↓	↑

Tipp: Vermehrte körperliche Aktivität, wie z. B. regelmäßiges Nordic Walking, erhöht die HDL-Konzentration im Blut. Auch kleine Mengen Alkohol, z. B. ⅛ l Rotwein, können das HDL steigern, vorausgesetzt, die Triglyzeride im Blutserum sind nicht erhöht!

ERNÄHRUNGSTHERAPIE BEI HYPERLIPIDÄMIE

Wie ernähre ich mich bei Hyperlipidämie richtig?

Falsche Ernährung und Übergewicht sind bedeutende Auslöser erhöhter Blutfettwerte (= Hyperlipidämie) bei Personen, die unter Fettstoffwechselstörungen leiden. Deshalb ist die Ernährungstherapie bei vielen Formen der Hyperlipidämie sehr wirksam und die Grundlage jeder Therapie mit blutfettsenkenden Medikamenten!
Basis jeder Ernährungstherapie sind allgemein gültige „Zehn Grundzüge" einer gesunden, ausgewogenen Ernährung, die nachfolgend vorgestellt werden. Im Anschluss wird speziell auf die besonderen Anforderungen der Ernährung bei Fettstoffwechselstörungen eingegangen.
Die verschiedenen Hyperlipidämien (siehe Tabelle 1 auf S. 11) lassen sich nicht alle durch ein und dieselben Ernährungsrichtlinien behandeln. Je nach Art der vorliegenden Hyperlipidämie sind bestimmte Maßnahmen der Ernährungsumstellung besonders wirksam.

In diesem Buch erhalten Sie für die bei Ihnen vorliegende Fettstoffwechselstörung die richtigen Tipps für Ihre Ernährung!
Im Kapitel „Praxis der Ernährung bei Hyperlipidämie" (ab S. 30) erhalten Sie ausführliche Informationen für die praktische Umsetzung.

Ziele der Ernährungstherapie

Obwohl die Ernährungstherapie je nach Art der Fettstoffwechselstörung variiert, bleiben ihre Ziele dieselben:
- Verminderung erhöhter Blutfettwerte (Cholesterin und/oder Triglyzeride)
- Erhöhung von HDL-Cholesterin
- Verminderung des Herzinfarkt- und Schlaganfallrisikos
- Vorbeugung von Entzündungen der Bauchspeicheldrüse (bei hohen Triglyzeridwerten)

Zehn Grundzüge einer gesunden Ernährung

Die „Deutsche Gesellschaft für Ernährung" (DGE) hat auf Basis aktueller wissenschaftlicher Erkenntnisse Regeln formuliert, die helfen, genussvoll und gesundheitserhaltend zu essen. Daran angelehnt, bilden die folgenden zehn Regeln eine gesunde Grundlage für die speziellen Ernährungsempfehlungen bei Störungen im Fettstoffwechsel.

1) Essen Sie vielseitig!
Genießen Sie die Lebensmittelvielfalt und bringen Sie Abwechslung in Ihren Speiseplan! Je abwechslungsreicher und vor allem je bunter Sie essen, desto besser ist Ihr Organismus mit lebensnotwendigen Nähr- und Mineralstoffen versorgt.

2) Essen Sie ballaststoffreich!
Brot, Nudeln, Reis und Getreideflocken aus dem vollen Korn enthalten viele Kohlenhydrate, aber kaum Fett und reichlich Vitamine, Mineralstoffe, sekundäre Pflanzenstoffe sowie Ballaststoffe. Wann immer Sie daher die Wahl zwischen ausgemahlenen Produkten, also Weißmehlprodukten, oder Vollkornprodukten haben: Greifen Sie auf jeden Fall zum vollen Korn!

3) Essen Sie 5-mal am Tag Obst und Gemüse!
Greifen Sie mindestens 5-mal am Tag zu Obst und Gemüse (optimalerweise 2 Obst- und 3 Gemüseportionen). Eine Portion entspricht hierbei dem Volumen Ihrer eigenen Faust.

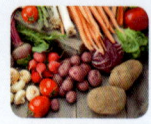

4) Essen Sie täglich Milch und Milchprodukte; wenigstens ein- bis zweimal Fisch pro Woche; fettes Fleisch, Wurstwaren und Eier in Maßen!
Diese Lebensmittel enthalten wertvolles Eiweiß und weitere wichtige Nährstoffe, wie z. B. Calcium in Milch; Jod, Selen und Omega-3-Fettsäuren in Seefisch. Fleisch liefert vor allem Mineralstoffe und Vitamine, wie Zink und die Vitamine B_1, B_6 und B_{12}. Mehr als 300–600 Gramm Fleisch und Fleischwaren pro Woche sollten es aber nicht sein. Bevorzugen Sie speziell bei Milchprodukten und Fleischerzeugnissen immer die fettarmen Varianten!

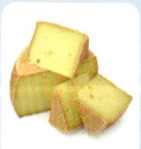
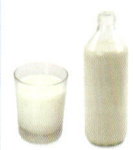

5) Essen Sie wenig fettreiche Lebensmittel und beachten Sie die Fettqualität!
Fett liefert lebensnotwendige Fettsäuren und ist für die Aufnahme von fettlöslichen Vitaminen unerlässlich. Fett liefert aber auch sehr viel Energie und kann bei übermäßigem Verzehr zu Gewichtszunahme und Übergewicht führen. Achten Sie aber nicht nur auf die Menge, sondern besonders auch auf die Art und die Qualität des Nahrungsfettes: Hochwertige pflanzliche Öle und Seefisch enthalten wertvolle Omega-3-Fettsäuren und beeinflussen den Fettstoffwechsel positiv. Gesättigte Fettsäuren und Transfettsäuren dagegen, die vor allem in tierischen Fetten sowie in industriell gefertigten oder frittierten Produkten enthalten sind, verschlimmern Fettstoffwechselstörungen. Achten Sie auch auf die versteckten Fette, die in Fleisch-, Milch-, Gebäck- und Süßwaren stecken!

6) Essen Sie Zucker und Salz in Maßen!
Verzehren Sie Zucker und Lebensmittel bzw. Getränke, die mit verschiedenen Zuckerarten (Fruktose-Glukose-Sirup) hergestellt wurden, nur gelegentlich und in kleinen Mengen.
Würzen Sie kreativ mit Kräutern und Gewürzen!

7) Trinken Sie reichlich Flüssigkeit!
Wasser ist absolut lebensnotwendig. Trinken Sie rund 1,5 Liter Flüssigkeit pro Tag, bevorzugt Wasser und ungesüßte Tees. Alkoholische Getränke sollten besonders bei Fettstoffwechselstörungen nur gelegentlich und in kleinen Mengen konsumiert werden.

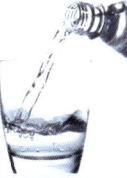

8) Bereiten Sie Ihre Speisen schmackhaft und schonend zu!
Garen Sie die jeweiligen Speisen bei möglichst niedrigen Temperaturen, so weit es geht kurz, mit wenig Wasser und wenig Fett – das erhält den natürlichen Geschmack, schont die Nährstoffe und verhindert die Bildung schädlicher Stoffe.

9) Nehmen Sie sich Zeit und genießen Sie!
Essen Sie nicht nebenbei! Lassen Sie sich Zeit beim Essen. Das fördert Ihr Sättigungsempfinden.

10) Achten Sie auf Ihr Gewicht und bleiben Sie in Bewegung!
Ausgewogene Ernährung, körperliche Bewegung und Sport (30–60 Minuten pro Tag) gehören zusammen. Mit dem richtigen Körpergewicht fühlen Sie sich wohl und fördern Ihre Gesundheit.

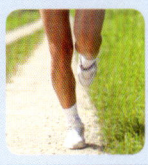

Ernährungstherapie bei erhöhtem Cholesterin

Die isolierte Hypercholesterinämie (d. h. ohne eine begleitende Erhöhung der Triglyzeride) ist typischerweise charakterisiert durch die Erhöhung des Gesamt- und vor allem des LDL-Cholesterins. Eine Hypercholesterinämie tritt meist unabhängig vom Körpergewicht auf, kann aber durch Übergewicht verschlechtert werden. Eine Ernährungsumstellung zielt besonders auf eine Veränderung der Nahrungsfette ab.

Wichtigste Ernährungsmaßnahmen bei zu hohem Cholesterinspiegel

⇢ **Reduktion der Gesamtfettmenge in der Nahrung**
Eine Normalisierung einer übermäßigen Fettzufuhr hilft bei der Gewichtsreduktion und der Reduktion der Cholesterinwerte.

⇢ **Auf die Fettqualität achten**
Fette tierischen Ursprungs enthalten viele gesättigte Fettsäuren, außerdem Cholesterin, womit sie das Serum-Cholesterin erhöhen. Pflanzliche Fette hingegen sind cholesterinfrei und bestehen aus ungesättigten Fettsäuren, die das Cholesterin und besonders das schlechte LDL-Cholesterin senken.

⇢ **Cholesterinzufuhr verringern**
Die Cholesterinzufuhr sollten Sie bei erhöhten Cholesterinwerten auf 200 mg pro Tag beschränken!

⇢ **Ballaststoffzufuhr erhöhen**
Ballaststoffe helfen mit, einen erhöhten Cholesterinspiegel zu senken! Ballaststoffe sind v. a. in Vollkornprodukten, Hülsenfrüchten und Gemüse enthalten.

⇢ **Körpergewicht reduzieren (bei Übergewicht)**
Bei Vorliegen von Übergewicht oder Fettleibigkeit sollte eine Reduktion des Körpergewichtes unbedingt erreicht werden!

⇢ **Transfettsäuren meiden**
Transfettsäuren lassen die Cholesterinwerte, besonders das LDL-Cholesterin, ansteigen und gehen mit einem erhöhten Risiko für Herz-Kreislauf-Erkrankungen einher.

Ernährungstherapie bei erhöhten Triglyzeriden

Erhöhte Triglyzeride (Hypertriglyzeridämie) sprechen sehr gut auf eine Umstellung der Ernährung an. Nahrungsfette sind nur begrenzt für die Triglyzeriderhöhung im Blut verantwortlich. Für die Triglyzeridwerte besonders wichtige Nahrungsbestandteile sind Kohlenhydrate und Alkohol. Wenn die Triglyzeridwerte gesenkt werden, erhöht sich meist automatisch das günstige HDL-Cholesterin!

Wichtigste Ernährungsmaßnahmen bei erhöhten Triglyzeridwerten im Blut

⇢ Reduzieren Sie Ihr Gewicht!
Jedes überschüssige Kilo Körpergewicht verschlechtert die Triglyzeride und stellt einen Risikofaktor dar!

⇢ Meiden Sie alkoholische Getränke!
Alkohol ist auch in geringen Mengen ein typischer Auslöser erhöhter Triglyzeridwerte bei Personen mit Fettstoffwechselstörungen. Daher sollten Personen mit Hypertriglyzeridämie unbedingt auf den Konsum von Alkohol verzichten!

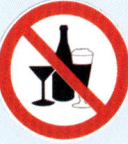

⇢ Reduzieren Sie zuckerhaltige Lebensmittel!
Verzichten Sie auf Fruchtsäfte und zuckerhältige Limonaden (Softdrinks) und gehen Sie sparsam mit Süßigkeiten um. Schnell verfügbare Kohlenhydrate wie Zucker lassen Ihren Triglyzeridspiegel rasant ansteigen! Ähnliches gilt auch für größere Mengen von Weißmehlprodukten, Reis, Nudeln und anderen Lebensmitteln, deren Kohlenhydrate rasch ins Blut aufgenommen werden.

⇢ Vermeiden Sie tierische Fette!
Fette tierischen Ursprungs enthalten viele gesättigte Fettsäuren und außerdem Cholesterin und erhöhen sowohl Triglyzeride als auch Cholesterin im Blut. Pflanzliche Fette hingegen sind cholesterinfrei und bestehen aus ungesättigten Fettsäuren.

⇢ Nehmen Sie Omega-3-Fettsäuren zu sich!
Die im Fisch enthaltenen Omega-3-Fettsäuren haben bei ausreichender Dosierung eine triglyzeridsenkende Wirkung und verhindern Herzinfarkte (siehe S. 20).

> **Tipp:** Ersetzen Sie fette Wurst und Käse durch fettarmen Schinken oder Fischerzeugnisse wie Rollmops, Makrele und selbst gemachte Fischaufstriche auf Topfen- oder Magerkäsebasis!

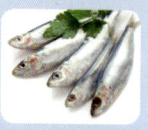

Ernährungstherapie bei erhöhten Cholesterin- und Triglyzeridwerten

Bei erhöhten Cholesterin- und Triglyzeridwerten (kombinierte Hyperlipidämie) muss neben einer Modifikation der Diätfette auch eine Ernährung mit vorwiegend langsam resorbierbaren (aufnehmbaren) Kohlenhydraten eingehalten werden. Diese guten Kohlenhydrate mit niedrigem glykämischen Index finden sich z. B. in Gemüse und vielen Obstsorten.

Wichtigste Ernährungsmaßnahmen bei kombinierter Hyperlipidämie

- **Körpergewicht reduzieren (bei Übergewicht)**
  Jedes überschüssige Kilo Körpergewicht verschlechtert die Hyperlipidämie und stellt einen Risikofaktor dar!
- **Reduktion der Fettmenge in der Nahrung**
  Eine Normalisierung einer übermäßigen Fettzufuhr hilft bei der Gewichtsreduktion und Reduktion der Blutfettwerte.
- **Auf die Fettqualität achten**
  Fette tierischen Ursprungs enthalten viele gesättigte Fettsäuren, außerdem Cholesterin, womit sie sowohl die Triglyzeridwerte als auch das Serum-Cholesterin erhöhen. Pflanzliche Fette hingegen sind cholesterinfrei und bestehen aus ungesättigten Fettsäuren.
- **Cholesterinzufuhr verringern**
  Die Cholesterinzufuhr sollte durch Vermeiden tierischer Fette auf 200 Milligramm pro Tag beschränkt werden.
- **Transfettsäuren meiden**
  Transfettsäuren sind in Österreich zwar per Verordnung drastisch reduziert. Lebensmittel, die aber z. B. frittiert wurden, enthalten dennoch hohe Mengen an Transfettsäuren.

⇢ **Planen Sie mindestens 2-mal wöchentlich eine Fischmahlzeit ein!**
Die im Fisch enthaltenen Omega-3-Fettsäuren haben eine triglyzeridsenkende Wirkung und verhindern Herzinfarkte (siehe „Omega-3-Fettsäuren – die besonderen Fettsäuren" auf S. 20).

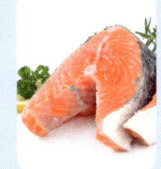

⇢ **Meiden Sie alkoholische Getränke!**
Alkohol fördert die Neubildung von Triglyzeriden in der Leber und ist auch in geringen Mengen ein typischer Auslöser erhöhter Triglyzeridwerte bei Personen mit Fettstoffwechselstörungen.

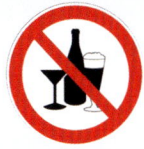

⇢ **Reduzieren Sie zuckerhaltige Lebensmittel!**
Verzichten Sie auf Fruchtsäfte und zuckerhältige Limonaden (Softdrinks) und gehen Sie sparsam mit Süßigkeiten um. Schnell verfügbare Kohlenhydrate wie Zucker lassen Ihren Triglyzeridspiegel rasant ansteigen! Ähnliches gilt auch für größere Mengen von Weißmehlprodukten, Reis, Nudeln und anderen Lebensmitteln, deren Kohlenhydrate rasch ins Blut aufgenommen werden.

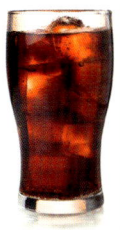

⇢ **Ballaststoffzufuhr erhöhen**
Ballaststoffe unterstützen durch ein verstärktes und verlängertes Sättigungsgefühl nicht nur die Gewichtsreduktion, sondern sind außerdem aktiv dazu in der Lage, Ihre Blutfettwerte zu senken! Ballaststoffe sind v. a. in Vollkornprodukten, Hülsenfrüchten und Gemüse enthalten.

PRAXIS DER ERNÄHRUNG BEI HYPERLIPIDÄMIE

Theoretisches Wissen ist das eine – die praktische Umsetzung in den Alltag und die Änderung seiner eigenen, von Kind auf antrainierten Ernährungsgewohnheiten ist das andere. Nehmen Sie sich nach und nach ein oder zwei Punkte heraus, die Sie in der kommenden Woche angehen wollen, und konzentrieren Sie sich darauf. Wenn Sie diese Punkte verinnerlicht und umgesetzt haben, folgen die nächsten. So kommen Sie sicher ans Ziel und gewöhnen sich an eine gesunde Ernährung, die Ihre Blutfettwerte zum Guten verändert.

Auswahl hochwertiger Öle und Fette

> **Verwendung hochwertiger Öle und Fette**
>
> Denken Sie daran: **Qualität** geht vor **Quantität**!
> Wählen Sie **Öle** für kalte Speisen und **Kochfette** bewusst aus:
> - hochwertige, fettreduzierte Margarine statt Butter
> - hochwertige Pflanzenöle (z. B. kalt gepresstes Olivenöl für die kalte Küche, Rapsöl für die warme Küche)
> - selbst gemachte Aufstriche mit guten Fetten (z. B. Avocado-Aufstrich, selbst gemachter Fischaufstrich, Nussaufstrich)
> - Verzehr von fettreichem Seefisch (mindestens 2-mal pro Woche)

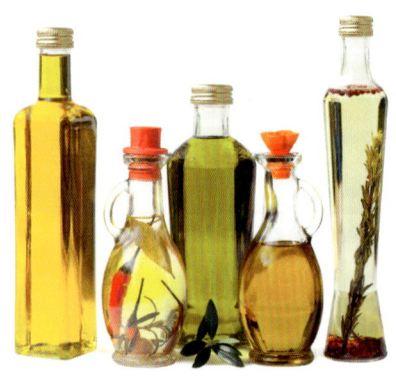

Tabelle 6: Empfehlung von Fetten und Ölen

	empfohlen	in Maßen geeignet	meiden
zum Erhitzen	Rapsöl, Erdnussöl, hochwertige Margarine	Distelöl, Sonnenblumenöl, Maiskeimöl, Sojaöl, Sesamöl, Pflanzencreme	Kokosfett, Palmfett, Butter, Schmalz, Geflügelfett, Koch- und Backmargarine
für kalte Gerichte	kalt gepresstes (natives) Olivenöl; kalt gepresstes Rapsöl, Leinöl, Erdnussöl, Walnussöl	Kürbiskernöl, Sojaöl, Sesamöl	Sonnenblumenöl, Maiskeimöl
als Streichfett	hochwertige Diät-Pflanzenmargarine, Halbfettmargarine (= Diätminarine)	Halbfettbutter	Butter, Schmalz

Wissen: Nahrungsfette, die bei Raumtemperatur fest sind, enthalten viele gesättigte Fettsäuren und sollten daher gemieden werden!

Tipp: Verwenden Sie zum Kochen ausschließlich Öle! Achten Sie darauf, dass Öle rasch ihre hohe Qualität verlieren, wenn sie wiederverwendet oder einmal zu hoch erhitzt werden. Wurde Öl so stark erhitzt, dass es zu rauchen begonnen hat, muss es verworfen werden!

Olivenöl enthält von allen Ölen den höchsten Anteil an einfach ungesättigten Fettsäuren und gilt deshalb nach derzeitigem Wissensstand im Rahmen einer Ernährung bei Hyperlipidämie als besonders empfehlenswert. Vor allem kalt gepresstes Olivenöl eignet sich auch aufgrund entzündungshemmender und antioxidativ wirkender Bestandteile hervorragend für die kalte, cholesterinbewusste Küche. Kalt gepresstes Olivenöl darf keinesfalls über 150° C erhitzt werden!

Rapsöl ist dem Olivenöl von der Fettsäurenzusammensetzung am ähnlichsten. Da raffiniertes (durch Ölraffination hergestelltes) Rapsöl geschmacksneutral ist und auch höheren Temperaturen standhält, eignet es sich besonders gut zum Braten und Kochen. Rapsöl enthält auch Omega-3-Fettsäuren (α-Linolensäure), allerdings nicht die hoch wirksamen Formen, die in Meeresfischen zu finden sind.

Reduktion der Gesamtfettmenge

Nach der Qualität und Auswahl des Fettes ist natürlich auch darauf zu achten, **wie viel Fett** man zu sich nimmt. Im deutschsprachigen Raum ist die Ernährung im Allgemeinen viel zu fettreich. Im Durchschnitt werden fast 40 % der Kalorien mit Fett zugeführt. Um die empfohlenen **30 Energie%** aus Fett nicht zu überschreiten, gilt es, die folgenden Prinzipien zu beachten:

Maßnahmen zur Reduktion der Gesamtfettmenge
⇢ Verwendung von Halbfett- oder Magermilch-Produkten (1–1,5 % Fett) statt vollfetter Milch und vollfetten Milchprodukten (3,5 % Fett)
⇢ Streichfett durch fettarmen Frischkäse oder selbst gemachte Aufstriche ersetzen
⇢ fettreduzierten Light-Käse (max. 35 % F. i. T., ca. 15 % Fett absolut) statt vollfettem Käse bevorzugen
⇢ mageres Fleisch bzw. Schinken (bis 5 % Fett) statt fettem Fleisch und Wurstwaren verwenden
⇢ sichtbares Fett von Fleisch und Fleischwaren entfernen
⇢ versteckte Fette meiden
⇢ fettarme Zubereitungsarten wählen

Bei Milch- und Milchprodukten, Fleischwaren und Käse empfiehlt es sich, immer eine fettreduzierte Variante zu wählen.

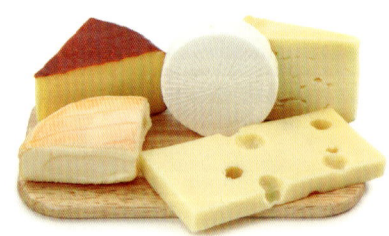

Tabelle 7: Fettgehalt ausgewählter Milch- und Milchprodukte

geeignet			nicht geeignet		
Milchprodukt	Fett-gehalt	kcal	**Milchprodukt**	Fett-gehalt	kcal
250 ml Halbfettmilch (1,5 % Fett)	3,7 g	120	250 ml Vollmilch (3,5 % Fett)	9 g	160
250 ml Joghurt (1 % Fett)	2,5 g	118	250 ml Joghurt (3,6 % Fett)	9 g	160
250 ml Rama Cremefine® (15 % Fett)	38 g	398	250 ml Schlagobers (36 % Fett)	90 g	863
250 g Sauerrahm (15 % Fett)	38 g	408	250 g Crème fraîche (32 % Fett)	80 g	768

Käse ist einer der wichtigsten Kalziumlieferanten und leistet somit einen wertvollen Beitrag zum Erhalt unserer Knochen. Doch Käse enthält gleichzeitig auch tierisches Fett. Der Fettgehalt von Käse wird in **F. i. T.** (Fett in der Trockenmasse) angegeben. Viele Käsesorten werden im Handel bereits in der fettreduzierten Variante angeboten und stellen somit eine gute Alternative zu vollfetten Originalprodukten dar. Käse aus Sauermilch (wie z. B. Quargel oder Harzer Käse) enthält von Natur aus sehr wenig Fett und liefert viel hochwertiges Eiweiß!

Tabelle 8: Fettgehalt ausgewählter Käsesorten pro 100 g

geeignet		ungeeignet	
Käse	Fett-gehalt	**Käse**	Fett-gehalt
100 g Brie (30 % F. i. T.)	12 g	100 g Brie (70 % F. i. T.)	28 g
100 g Limburger (20 % F. i. T.)	10 g	100 g Limburger (60 % F. i. T.)	30 g
100 g Hüttenkäse (10 % F. i. T.)	3 g	100 g Doppelrahmfrischkäse	28 g
100 g Harzer Käse	0,7 g	100 g Bergkäse (55 % F. i. T.)	33 g
100 g Magertopfen/-quark	0,2 g	100 g Mascarpone	42 g
100 g Tilsiter (35 % F. i. T.)	17 g	100 g Emmentaler (55 % F. i. T.)	33 g
100 g Bierkäse (25 % F. i. T.)	12 g	100 g Gruyère (50 % F. i. T.)	32 g

> **Tipp:** Wählen Sie Schnitt- und Hartkäse bis max. 35 % F. i. T. aus – damit sind Sie auf jeden Fall auf der „leichteren" Seite des Käses!

Auch auf **Schinken** und Wurstwaren muss bei einer fettbewussten Ernährung nicht verzichtet werden:

Tabelle 9: Fettgehalt ausgewählter Schinken- und Wurstwaren pro 100 g

geeignet		ungeeignet	
Schinken und Wurst	Fettgehalt	Schinken und Wurst	Fettgehalt
100 g Schinken/ Geflügelschinken	3 g	100 g Leberstreichwurst	36 g
100 g Prosciutto crudo	14 g	100 g Speck (durchwachsen)	74 g
100 g Krakauer	8 g	100 g Salami/Kantwurst	46 g
100 g Extrawurst „light"	13 g	100 g Extrawurst	20 g
100 g schwarze Pute	15 g	100 g Leberkäse	28 g

> **Tipp:** Bei allen Produkten, die mit dem Wort **„Schinken"** enden, kann man von einem niedrigen Fettgehalt ausgehen. Die Endung **„Wurst"** hingegen deutet auf einen hohen Fettgehalt des Produktes hin! Fettränder sollte man aber auch beim Schinken vor dem Verzehr entfernen. Wählen Sie Schinken mit einem Fettgehalt von weniger als 5 g pro 100 g (5 %).

Alternativen zu Streichfett

Wählen Sie öfter fettarmen Frischkäse oder selbst gemachte Aufstriche (siehe Rezeptteil ab S. 67) statt Butter und Margarine – so kann viel Fett eingespart und vor allem die Aufnahme hochwertiger Fettsäuren gefördert werden!

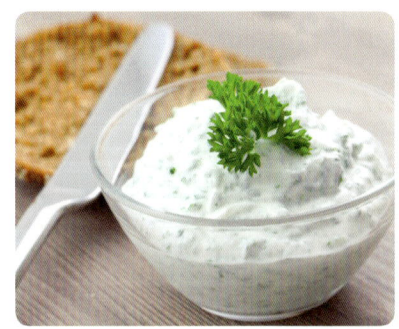

Vorsicht vor verstecktem Fett

Etwa 50 % aller Fette, die wir verzehren, sind versteckt – also Fette, die man auf den ersten Blick nicht sieht. Denn im Gegensatz zu sichtbaren Fetten, wie der Fettrand bei einem Stück Speck, ist verstecktes Fett oft stark zerkleinert oder untergemischt (wie bei Extrawurst) oder umgibt die Oberfläche (wie bei Kartoffelchips; siehe Tabelle 10).

Tabelle 10: Lebensmittel mit hohem Gehalt an versteckten Fetten	
Nahrungsmittel	**Fettgehalt pro 100 g**
Kartoffelchips, Erdnussflips, ...	35–45 g
Schokolade und Schokoladeprodukte	30–40 g
Sandmasse, Mürbteig, Blätterteig	30–40 g
Nuss-Nougat-Creme	bis zu 40 g
Erdnussbutter	50 g
Avocado	24 g
Nüsse	50–70 g
Wurstwaren	30 g
vollfetter Hart- und Schnittkäse	35 g
Doppelrahmfrischkäse, Mascarpone	25–45 g
Mayonnaise (80 % Fett)	80 g
Sauce hollandaise, Pesto	50–60 g

Cholesterinaufnahme durch Lebensmittel

Patienten mit erhöhten Cholesterinwerten sollten pro Tag nicht mehr als 200 Milligramm Cholesterin mit der Nahrung zu sich nehmen. Da sich Cholesterin im tierischen Fett befindet, wird durch diese Einschränkung gleichzeitig die Menge an gesundheitsschädigenden gesättigten Fettsäuren begrenzt, die den Cholesterinspiegel im Blut zusätzlich ansteigen lassen. Wahre **Cholesterinbomben** sind Innereien, Krusten- und Schalentiere, Eigelb und fette tierische Produkte, wie z. B. die Geflügelhaut oder Schwarten.

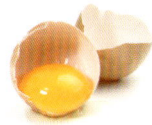

Wissen: Cholesterin ist ausschließlich in tierischem Fett enthalten.

Tabelle 11: Cholesteringehalt ausgewählter Lebensmittel pro 100 g

geeignet	Cholesteringehalt pro 100 g	ungeeignet	Cholesteringehalt pro 100 g
Kalb	90 mg	Innereien (Leber, Niere, …)	320–550 mg
Geflügel (ohne Haut), Rind, Schwein	70–75 mg	Krusten- und Schalentiere	140–180 mg
Lachs, Forelle	35–55 mg	Aal	142 mg
Schinken (gekocht, fettarm)	85 mg	Leberwurst	227 mg
Sauerrahm (15 % Fett)	50 mg	Schlagobers (36 % Fett)	105 mg
Käse (25 % F. i. T.)	37 mg	Käse (45 % F. i. T.)	95 mg
Pflanzenöl	0 mg	Butter	240 mg
1 Stück Hühnereiweiß (ca. 40 g)	0 mg	1 Stück Hühnerei, Vollei (ca. 60 g)	210 mg

Geeignete Zubereitungsarten

Die Wahl der Zubereitungsart entscheidet sehr oft darüber, ob eine Speise wirklich gesund ist.

Folgende Zubereitungsarten sind bedenkenlos im Kochalltag umzusetzen und sorgen für eine gesunde, fettarme und vitaminreiche Mahlzeit:

Empfohlene Zubereitungsarten	
⇢ Kochen/Garen am Herd	⇢ Dampfgaren
⇢ Dünsten	⇢ Grillen
⇢ Garen in der Mikrowelle	⇢ Garen in der Folie oder im Römertopf

Nicht empfehlenswerte Zubereitungsarten	Grund
⇢ Frittieren	zu fett, Transfettsäuren

Tipp: Wählen Sie nicht nur hochwertige Lebensmittel aus, sondern bereiten Sie diese auch gesund und nährstoffschonend zu!

Auswahl geeigneter Kohlenhydrate

Die Kohlenhydrate spielen vor allem bei der Erhöhung der Triglyzeridwerte eine wichtige Rolle. Insbesondere einfache, schnell verdaubare Kohlenhydrate wie Zucker und Honig, aber auch Weißbrot und andere Weißmehlprodukte sollten Sie bei erhöhten Triglyzeriden meiden, denn diese treiben Ihren Blutzuckerspiegel und die Triglyzeride rasant in die Höhe.

Alternativen zu Produkten mit hohem Zuckeranteil

Beachten Sie, dass alle Fruchtsäfte (auch solche, bei denen „kein Zucker zugesetzt" wurde), Softdrinks, gesüßte Milchprodukte (wie z. B. Fruchtjoghurt, auch wenn fettarm) und viele Frühstücksflocken/Müslis sehr hohe Zuckeranteile haben und daher für die Ernährung bei erhöhten Triglyzeridwerten und kombinierter Hyperlipidämie nicht zu empfehlen sind. Greifen Sie stattdessen besser zu Vollkornbrot, Vollkornnudeln, Naturreis, natürlichen Getreideflocken, frischem Obst und Gemüse und ungesüßten Getränken!

Tabelle 12: Auswahl geeigneter und ungeeigneter Kohlenhydrate

geeignet	ungeeignet
Wasser, Mineralwasser, ungesüßter Tee, zuckerfreie Light-Getränke, mit Stevia gesüßte Getränke	Alkohol jeglicher Art, Wellness-Getränke (Mineralwässer mit Geschmack)
Gemüsesäfte, stark verdünnte Fruchtsäfte (Verhältnis 1 : 5)	(unverdünnte) Fruchtsäfte
ungesüßte, mit Süßstoff oder Stevia gesüßte Kräutertees	zuckerhältige Limonaden, Malzbier
Frischobst (2 Stück pro Tag)	Obstkonserven oder Fruchtzubereitungen mit Zuckerzusatz, Trockenfrüchte
Gemüse	übermäßiger Kartoffelkonsum
Blatt- und Beilagensalat	übermäßiger Brot-, Reis-, Nudelkonsum
fettarme, vegetarische Brotaufstriche	Marmelade
selbst hergestellte Saucen aus Magermilchprodukten und Gemüse	Ketchup, Cocktailsaucen
selbst gemachte Fruchtjoghurts, Obstsalate ohne Zuckerzusatz	Süßspeisen wie Eis, Desserts mit Zucker, Süßigkeiten
künstlicher Süßstoff	Zucker, Honig, Fruchtzucker, Zuckeraustauschstoffe (Sorbit, Xylit)

Pflanzensterine

Unter **Pflanzensterinen (Phytosterine)** versteht man pflanzliche Stoffe, welche in ihrer biologischen Struktur dem Cholesterin ähnlich sind. Sie können die Aufnahme von Cholesterin aus dem Darm behindern und dadurch eine Senkung des Cholesterinspiegels unterstützen.

Phytosterine kommen von Natur aus in fettreichen pflanzlichen Lebensmitteln (wie Nüssen, Samen und in daraus hergestellten Pflanzenölen) vor. Eine messbare Senkung des Cholesterinspiegels erreicht man mit einer Aufnahme von etwa 1,6–2 g pro Tag, z. B. durch Verzehr von 20–30 g einer mit Pflanzensterinen angereicherten Margarine (z. B. Becel pro aktiv®). Diese Menge kann das gefährliche LDL-Cholesterin um etwa 10 % senken.

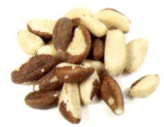

Ballaststoffe

Ballaststoffe sind in vollwertigen pflanzlichen Lebensmitteln enthalten und haben eine Reihe von positiven Eigenschaften wie Stuhlregulierung und Stabilisierung des Blutzuckerspiegels. Ballaststoffe helfen auch mit, das ungünstige LDL-Cholesterin zu senken. Insbesondere sind hier lösliche Ballaststoffe wie das Pektin zu nennen. Pektin kommt besonders reichlich in Äpfeln, Erdbeeren, Johannisbeeren, Zitrusfrüchten und anderen Obst- und Gemüsesorten vor.

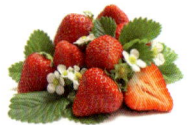

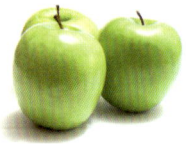

Maßnahmen zum Erreichen der empfohlenen Ballaststoffzufuhr
Die empfohlene Ballaststoffzufuhr liegt bei 30 g pro Tag. Dies ist leicht zu erreichen, wenn täglich
⇢ mindestens die Hälfte der konsumierten Getreideprodukte aus Vollkorn stammt,
⇢ 2–3 Portionen (je eine Faust voll) Obst verzehrt werden,
⇢ 3 Salat- oder Gemüseportionen (zu je ca. 150 g) auf dem Speiseplan stehen.

Eier

Lange Zeit galten Eier als Cholesterinfeind schlechthin – zu Unrecht, wie man heute weiß. Eigelb enthält zwar relativ viel Cholesterin (ca. 210 mg pro Stück), beeinflusst aber den Cholesterinspiegel meist nicht wesentlich. Nur übermäßiger Eikonsum von durchschnittlich einem Ei und mehr pro Tag ist für bestimmte Patienten ungünstig. Ein Ei, zwei Mal pro Woche genossen, ist also durchwegs erlaubt!

Alkohol

Bei den meisten Patienten mit Fettstoffwechselstörungen ist Alkohol ungünstig: Alkohol lässt bei Personen, die zu erhöhten Triglyzeridwerten neigen, oft schon in geringen Mengen die Blutfettwerte dramatisch ansteigen. Diese Patienten sollten Alkohol in jeder Menge meiden.

> **Achtung:** Hände weg von Alkohol bei erhöhten Triglyzeridwerten! Alkoholkonsum, der die empfohlenen Mengen übersteigt, wirkt sich auch bei stoffwechselgesunden Personen negativ aus.

Bei stoffwechselgesunden Personen und solchen, die ausschließlich erhöhte Cholesterinwerte aufweisen, kann Alkoholkonsum aber auch positive Wirkungen haben: Einige Studien zeigen, dass ein täglicher Konsum von 20–30 g Alkohol (ca. ¼ l Rotwein) für den Mann und 10–20 g Alkohol (ca. ⅛ l Rotwein) für die Frau das günstige HDL-Cholesterin steigern und das Auftreten von und die Sterblichkeit an Herz-Kreislauf-Erkrankungen senken kann. Besonders Rotwein hat eine günstige Wirkung auf das Herz-Kreislauf-System.

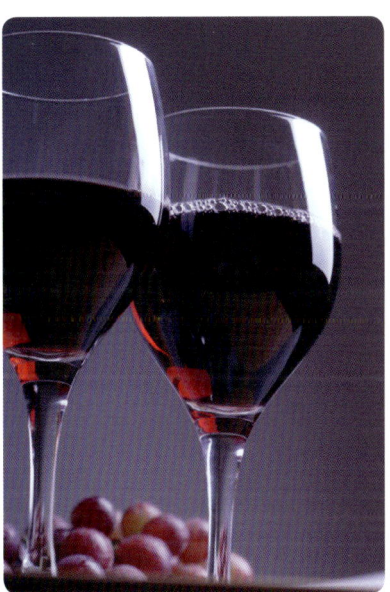

FERTIGGERICHTE, ESSEN GEHEN ODER SELBST KOCHEN?

Nicht jeder kocht gerne oder hat die Zeit zu kochen. Selbstverständlich kann man Speisen am besten den eigenen Bedürfnissen entsprechend adaptieren, wenn man selbst zum Kochlöffel greift. Mit den folgenden Tipps können Sie auch bei erhöhten Blutfettwerten eine passende Ernährung einhalten.

Fertiggerichte

Bei Fertiggerichten lohnt es sich auf jeden Fall, einen Blick aufs Etikett zu werfen! Prinzipiell gilt:

- Meiden Sie panierte Produkte, wie z. B. Schnitzel oder Fischstäbchen.
- Meiden Sie Produkte, die das Wort „Rahm" im Namen tragen, wie z. B. Rahmschnitzel. Greifen Sie stattdessen zu explizit fettreduzierten Varianten, wie z. B. Chefmenü „Leichte Lust".
- Wählen Sie Menüs, deren Fleisch/Fisch „natur" angebraten wurde.

Essen im Restaurant

Menschen mit Hyperlipidämie können selbstverständlich auch im Restaurant eine wohlschmeckende und dennoch gesunde Wahl treffen:

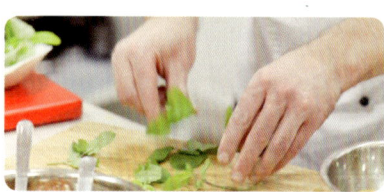

Tabelle 13: Die gute Wahl im Restaurant

Wählen	Meiden
Zubereitung: natur gebraten, gegrillt, gedünstet, pochiert	Zubereitung: gebacken, frittiert; mit Käse gekocht oder überbacken
Gemüse(beilage), gedünstet oder gedämpft	große Mengen an nicht vollwertigem Reis, Nudeln, Kartoffeln
großer Salat; wenn möglich, selbst am Tisch mit etwas Olivenöl und Essig anrichten	Pommes frites, Potatoe Wedges, Bratkartoffeln
klare Suppe	gebundene Suppe

Mitteleuropäische Küche
- Wählen Sie vegetarische Gerichte mit viel Gemüse oder magerem Fleisch, natur angebraten und ohne fettreiche Sahnesauce.
- Als Beilage eignen sich in Maßen Petersilienkartoffeln oder Reis. Meiden Sie fettreiche Beilagen wie Pommes frites, Bratkartoffeln oder Potatoe Wedges.

Italienische Küche
Entscheiden Sie sich für:
- Nudel- und Teigwarengerichte an Tomatensauce (vermeiden Sie fettreiche Saucen wie Gorgonzolasauce oder Sauce Carbonara)
- leichte Gemüsesuppen wie Minestrone
- Salate aller Art, z. B. Caprese Salat und Insalata mista

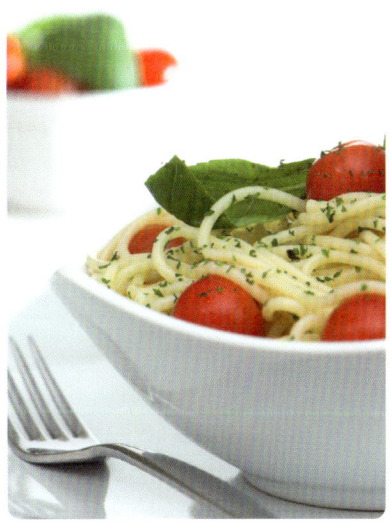

Chinesische und japanische Küche
Entscheiden Sie sich für:
- asiatische Suppen wie Miso-Suppe, Wan-Tan-Suppe
- Salate wie Algensalat oder Sprossensalat

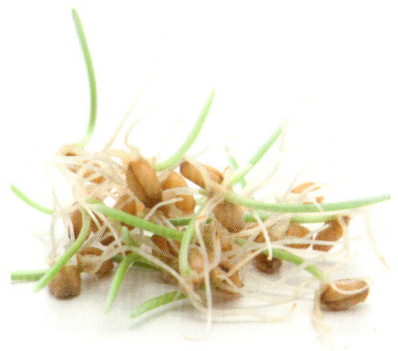

- Sushi, Maki und Sashimi aller Art
- Gerichte mit Huhn, magerem Rind- oder Schweinefleisch bzw. vegetarische Gerichte
- Vorsicht bei der Süß-Sauer-Sauce: Sie enthält zwar verhältnismäßig weniger Fett als andere chinesische Saucen, dafür jedoch sehr viel Zucker!
- Meiden Sie Peking-Ente, frittierte Speisen wie Frühlingsrollen, Gerichte mit Kokosmilch und gebratene Nudeln – diese Speisen enthalten viel Fett!

Tipp: Roher fetter Fisch wie in Sushi oder Sashimi zählt zu den besten Lieferanten an hochwertigen Omega-3-Fettsäuren!

Fast Food

Fast Food sollten Sie möglichst meiden! Dieses enthält meist viel Fett und „leere" Kohlenhydrate, also ausschließlich Weißmehlanteile und somit keine sättigenden Ballaststoffe. Fast Food liefert in Summe sehr viele Kalorien, aber kaum wichtige Nährstoffe. Wenn es dennoch mal nicht ohne Fast Food gehen sollte, hier ein paar Tipps zur besseren Auswahl:

> ⇢ Wählen Sie als Beilage einen Salat mit einem fettarmen Joghurtdressing anstatt der üblichen Pommes frites (Fettersparnis um bis zu 50 % pro Mahlzeit)!
>
> ⇢ Wählen Sie eher Burger mit Rindfleisch oder Huhn natur statt eines Burgers mit einem panierten Fisch- oder Hühnerfilet.
>
> ⇢ Wählen Sie an Kebab-Ständen, wenn möglich, ein Kebab mit Hühnerfleisch.

Praktische Tipps fürs Selbstkochen

Einkaufen

- Kaufen Sie stets fettarme Varianten: Mageres Fleisch wie Huhn oder Pute und magere Stücke von Rind und Schwein sind eine gute Wahl. Fettarme Käsesorten und Schinken werden oft an der offenen Theke als solche kenntlich gemacht oder auf der Verpackung ausgewiesen.
- Frisches Obst und Gemüse, aber auch Tiefkühlgemüse sind eine sehr gute Wahl und geben die Möglichkeit, gesund und frisch zu kochen.

Ein Blick aufs Etikett

Viele Lebensmittel tragen heute bereits eine detaillierte Nährwertangabe, in der Sie Informationen über die wesentlichen Bestandteile eines Lebensmittels finden. Achten Sie besonders auf den Fett- und Zuckeranteil eines Produktes!
Je geringer der Gesamtfettanteil und besonders der Anteil an gesättigten Fettsäuren ist, desto günstiger ist das Lebensmittel.
Wenn erhöhte Triglyzeride vorliegen, sollten Sie besonders auf den **Zuckergehalt** eines Lebensmittels achten.
Bei der Zutatenliste ist Zucker gerne „getarnt" als „Fruktose", „Dextrose", „Fruchtzucker", „Traubenzucker", „Glukose", „Saccharose", „Glukosesirup" oder „Maltodextrin".

Zubereitung
Salate
- Marinieren Sie Ihren Salat am besten mit Joghurtdressing oder bereiten Sie ein fettarmes Essig/Zitronen-Öl-Dressing zu.
- Meiden Sie Mayonnaise-Salate bzw. wandeln Sie die Rezeptur ab: Statt der vollfetten Mayonnaise kann fettarme Mayonnaise (10–20 % Fett) oder Joghurt bzw. Sauerrahm verwendet werden!

Suppen
Suppen können sehr fettarme und gesunde Vorspeisen oder auch Hauptmahlzeiten darstellen.
- Bereiten Sie klare Gemüse- oder Fleischsuppen schon am Vortag zu und lassen Sie sie im Kühlschrank abkühlen. Schöpfen Sie die aufschwimmenden, erstarrten Fettaugen mit einer Siebkelle ab!
- Binden Sie Suppen, indem Sie die Gemüseeinlage pürieren – so wird die Suppe schön sämig. Alternativ verwenden Sie nur wenig Mehl oder 1–2 gestrichene Esslöffel Sauerrahm oder Milch statt Crème fraîche und Schlagobers.

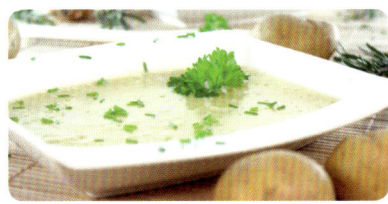

Süßspeisen
Kuchen und Desserts bestehen aus sehr viel Zucker und Fett. Hier finden Sie einige Tipps, um Süßrezepte ein wenig gesünder zu machen:

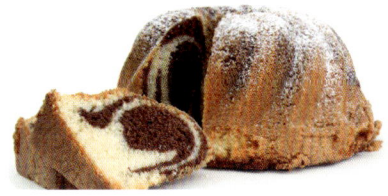

> ⇢ Verwenden Sie beschichtete Backformen! So ersparen Sie sich das Einfetten der Backform und können nicht nur unnötige Kalorien, sondern auch ungünstige Fette wie Butter vermeiden.
>
> ⇢ In nahezu jedem Kuchenrezept kann die Zuckermenge um ein Drittel reduziert werden, ohne dass der Geschmack darunter leidet. Probieren Sie es aus!
>
> ⇢ Der Anteil an Butter kann oftmals um ein Viertel reduziert werden bzw. durch einen Teil Pflanzenöl oder auch Apfelmus ersetzt werden. So können Menge und Qualität des Fettes im Kuchen verbessert werden.
>
> ⇢ Machen Sie Gebrauch von fettärmeren Alternativen zu Butter und Co: Produkte wie Rama Cremefine®, QimiQ® und Rama Culinesse® können eine hilfreiche Unterstützung in der täglichen Umsetzung Ihrer Rezepte sein!

REZEPTE

Zum Gebrauch des Rezeptteils

- Tageskostpläne dienen als **Beispiel**, wie Sie Ihren Tag optimal gestalten können, was die Auswahl an Fett, Kohlenhydraten sowie Ballaststoffen betrifft.
- **Tagespläne mit max. 1500 kcal** sind kalorienreduziert und unterstützen Sie bei der Gewichtsabnahme.
- **Tagespläne mit 2000 kcal** decken den täglichen Energiebedarf einer durchschnittlichen, ca. 70 kg schweren Person ab, wobei Frauen einen etwas niedrigeren Energiebedarf (ca. 1800 kcal/Tag) und Männer einen etwas höheren Energiebedarf (ca. 2200 kcal/Tag) haben.
- Stellen Sie sich Ihren eigenen, individuell passenden Ernährungsplan zusammen! Lassen Sie sich bei Bedarf von einem Ernährungsberater oder einer Diätologin unterstützen.

Der Rezeptteil gliedert sich in folgende Abschnitte:
- Suppen
- Salate und kleine Speisen
- Aufstriche und Dips
- Fleischspeisen
- Fischspeisen
- Vegetarische Hauptspeisen
- Kuchen und Desserts

Abkürzungen und Erläuterungen zu Rezept-Nährwerten

Die Rezepte enthalten alle für Sie relevanten Nährwertangaben. Die nachstehende Tabelle gibt Aufschluss über die verwendeten Abkürzungen und bietet eine kurze Erläuterung dazu.

Tabelle 14: Erläuterungen zu den Nährwerten des Rezeptteils

Abkürzung	Bedeutung	Anmerkung
kcal	Kalorien	bei Übergewicht einschränken
Zu	Zucker	bei erhöhten Triglyzeridwerten meiden
F	Fett	Fettqualität, -art und -menge beachten
GFS	gesättigte Fettsäuren	bei erhöhten Triglyzerid- und/oder Cholesterinwerten reduzieren
Chol	Cholesterin	bei erhöhten Cholesterinwerten reduzieren

Tageskostpläne

Tageskostpläne mit max. 1500 kcal – zur Gewichtsreduktion

1. Tag

Frühstück:	Kaffee oder Tee
	50 g Vollkornbrot, Karotten-Pinienkerne-Aufstrich (S. 67)
	30 g Käse (25 % F. i. T.), 1 Stück Obst und etwas Gemüse
Mittagessen:	Klare Gemüsesuppe (S. 53)
	Gemüselasagne (S. 92), grüner Blattsalat
Jause:	Apfelstrudel (S. 106), Kaffee oder Tee
Abendessen:	Kichererbsensalat mit Schafskäse (S. 57),
	60 g Vollkornbrot
Spätmahlzeit:	250 g Naturjoghurt (1 % Fett)

2. Tag

Frühstück:	Kaffee oder Tee
	1 Grahamweckerl, Frühlingsaufstrich (S. 72)
	30 g Putenschinken, 1 Stück Obst und etwas Gemüse
Mittagessen:	Gegrillter Heilbutt mit Brokkoli und Kartoffeln (S. 88),
	grüner Blattsalat
Jause:	1 Stück Obst, Kaffee oder Tee
Abendessen:	Mozzarella-Pesto-Toast, Apfel-Karotten-Rohkost (S. 59)
Spätmahlzeit:	20 g Nüsse

3. Tag

Frühstück:	Kaffee oder Tee
	250 g Naturjoghurt (1 % Fett), 1–2 EL Haferflocken
	1–2 Stück Obst
Mittagessen:	Zucchinicremesuppe (S. 53),
	Schinken-Lauch-Strudel (S. 79), grüner Blattsalat
Jause:	Topfen-Joghurt-Creme auf Apfelkompott (S. 107)
	Kaffee oder Tee
Abendessen:	Mango-Avocado-Salat mit Rucola und Garnelen (S. 60),
	40 g Vollkornbrot
Spätmahlzeit:	60 g Weintrauben, 20 g Parmesan

4. Tag

Frühstück:	Kaffee oder Tee
	Tomatenrührei auf Vollkornbrot mit Paprikasticks (S. 65)
	1 Stück Obst
Mittagessen:	Spinatsuppe (S. 51)
	Lauchrollen mit Schinken (S. 82), grüner Blattsalat
Jause:	250 g Naturjoghurt (1 % Fett)
	Kaffee oder Tee
Abendessen:	Spargelsalat mit gebratenen Lachsstreifen (S. 56)
Spätmahlzeit:	1 Stück Obst

5. Tag

Frühstück:	Kaffee oder Tee
	2 Stück Knäckebrot, 10 g Avocado als Streichfett
	30 g magerer Schinken, 1 Stück Obst und etwas Gemüse
Mittagessen:	Klassische Hühnersuppe (S. 54) mit Hirsenockerl (S. 54)
	Lauchrollen mit Schinken (S. 82), grüner Blattsalat
Jause:	1 Stück Obst
	Kaffee oder Tee
Abendessen:	Bohnensalat mit Tomaten, Mozzarella und Räucherlachs (S. 61)
Spätmahlzeit:	20 g Nüsse

6. Tag

Frühstück:	Kaffee oder Tee
	250 g Naturjoghurt (1 % Fett), 1–2 EL Haferflocken
	1–2 Stück Obst
Mittagessen:	Klassische Hühnersuppe (S. 54) mit Biskuitschöberl (S. 55)
	Pochierter Rotbarsch mit Curryjoghurt (S. 85), grüner Blattsalat
Jause:	Himbeerkuchen (S. 109)
	Kaffee oder Tee
Abendessen:	Couscoussalat mit Schafskäse und Minze (S. 61)
Spätmahlzeit:	1 Stück Obst

7. Tag

Frühstück:	Kaffee oder Tee
	50 g Vollkornbrot, Lachsaufstrich (S. 72)
	1 Stück Obst und etwas Gemüse
Mittagessen:	Puteneintopf mit Oliven (S. 75), grüner Blattsalat
Jause:	1 Stück Obst
	Kaffee oder Tee
Abendessen:	Geräucherte Forelle mit Kräutertopfen (S. 88)
Spätmahlzeit:	20 g Bitterschokolade

Tageskostpläne mit 2000 kcal

1. Tag

Frühstück:	Kaffee oder Tee
	60 g Vollkornbrot, Avocado-Tomaten-Aufstrich (S. 69)
	40 g Hüttenkäse
	1 Stück Obst und etwas Gemüse
Mittagessen:	Klare Gemüsesuppe (S. 53) mit Grießnockerl (S. 55)
	Kürbis-Schinken-Nudeln (S. 77), grüner Blattsalat
Jause:	Blitzkuchen nach QimiQ®-Art (S. 103)
	Kaffee oder Tee
Abendessen:	2 Käse-Ei-Powerweckerl (S. 63), Tomatensalat
Spätmahlzeit:	250 g Naturjoghurt (1 % Fett), 20 g Nüsse

2. Tag

Frühstück:	Kaffee oder Tee
	250 g Naturjoghurt, 2–3 EL Haferflocken
	1–2 Stück Obst
Mittagessen:	Karotten-Orangen-Suppe (S. 52)
	Chinesische Hühnerpfanne mit Cashewnüssen (S. 79)
	mit Reis, grüner Blattsalat

2. Tag (Fortsetzung)

Jause: 1 Stück Obst mit 150 g Magertopfen/-quark,
20 g Bitterschokolade
Kaffee oder Tee
Abendessen: Klare Suppe (S. 53) mit Käsepressknödeln (S. 53)
40 g Vollkornbrot, Thunfischaufstrich (S. 69)
Gemüserohkost
Spätmahlzeit: 20 g Nüsse

3. Tag

Frühstück: Kaffee oder Tee
2 Scheiben Vollkorntoast, 30 g Putenschinken
30 g Hüttenkäse, 1 Stück Obst und etwas Gemüse
Mittagessen: Hühnersuppe mit Hirsenockerl (S. 54)
Gebratenes Thunfischsteak auf Lauch-Zucchini-Gemüse (S. 89), grüner Blattsalat
Jause: Obst-Streuselkuchen (S. 103)
Kaffee oder Tee
Abendessen: Topfen-Sesam-Nockerl auf Blattspinat (S. 90)
Spätmahlzeit: 100 g Melone, 20 g magerer Prosciutto

4. Tag

Frühstück: Kaffee oder Tee
60 g Vollkornbrot, 30 g magerer Schinken
30 g Käse (25 % F.i. T.), 1 Stück Obst und etwas Gemüse
Mittagessen: Kürbiscremesuppe (S. 52),
Gefüllte Paprika mit Thunfisch (S. 89), grüner Blattsalat
Jause: 1 Stück Obst
Kaffee oder Tee
Abendessen: Zucchinicremesuppe (S. 53)
Topfennockerl auf Fruchtspiegel (S. 107)
Spätmahlzeit: 250 g Naturjoghurt (1 % Fett)

5. Tag

Frühstück: Kaffee oder Tee
250 g Naturjoghurt, 2–3 EL Haferflocken
1–2 Stück Obst
Mittagessen: Klare Gemüsesuppe (S. 53)
Zander auf Gemüsenudeln (S. 85), grüner Blattsalat
Jause: Himbeer-Joghurt-Schnitten (S. 106)
Kaffee oder Tee
Abendessen: Gemüsepalatschinken (S. 100)
Spätmahlzeit: 20 g Bitterschokolade

6. Tag

Frühstück: Kaffee oder Tee
2 Scheiben Vollkorntoast, 30 g magerer Schinken
30 g Hüttenkäse, 1 Stück Obst und etwas Gemüse
Mittagessen: Faschierte Bällchen in Tomatensauce (S. 76),
grüner Blattsalat
Jause: Topfenkuchen mit Früchten (S. 110)
Kaffee oder Tee
Abendessen: Ofenkartoffel mit Kräutertopfen (S. 99)
Spätmahlzeit: 1 Stück Obst

7. Tag

Frühstück: Kaffee oder Tee
1 Grahamweckerl, 30 g magerer Schinken
30 g Käse (25 % F. i. T.), etwas Gemüse
Mittagessen: Klassische Hühnersuppe (S. 54)
Zucchini-Huhn-Risotto (S. 80), grüner Blattsalat
Jause: Mousse au Chocolat (S. 105)
Kaffee oder Tee
Abendessen: Wraps mit Huhn (S. 66)
Spätmahlzeit: 1 Stück Obst

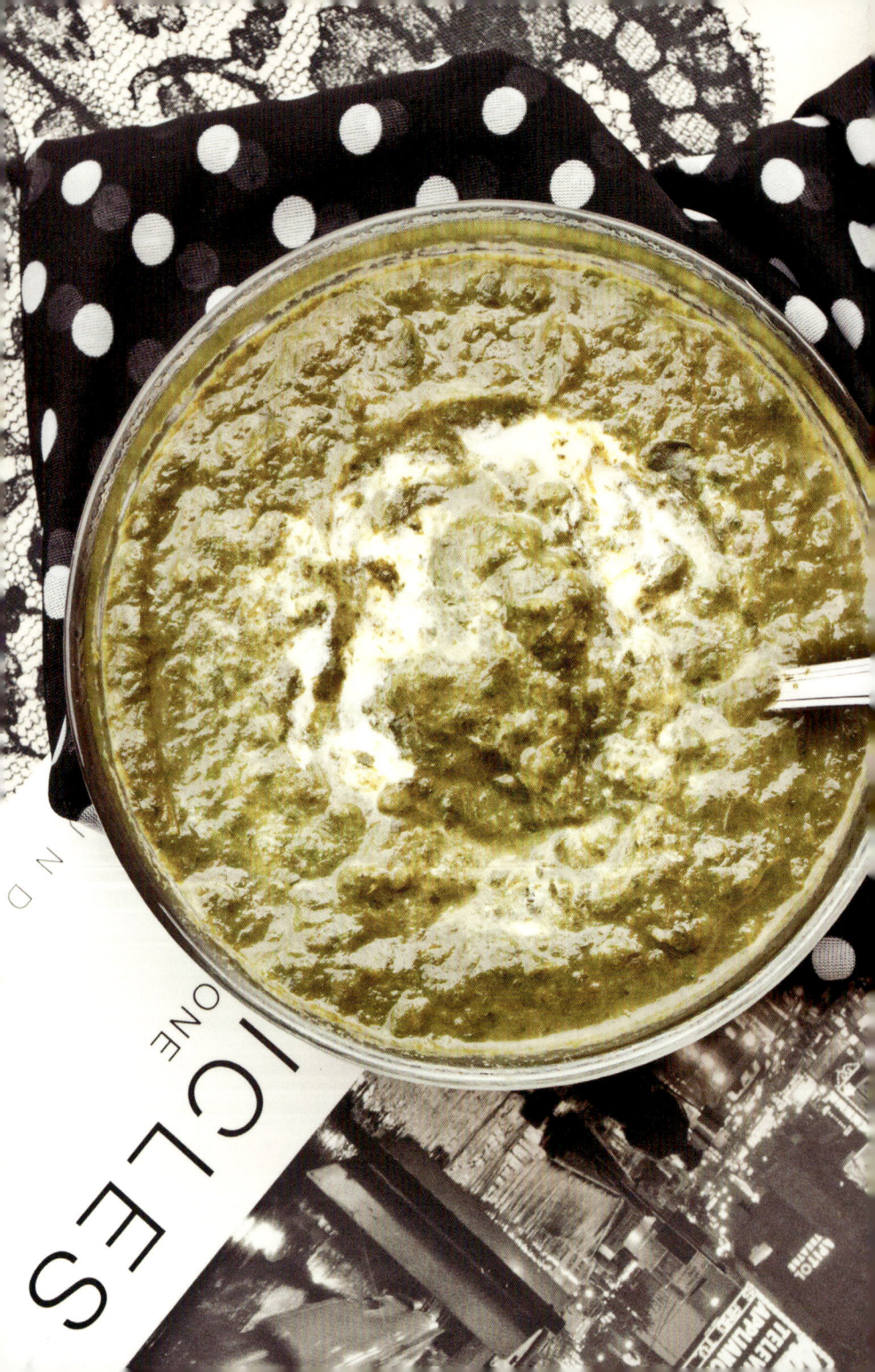

SUPPEN

SPINATSUPPE

Zutaten für 4 Portionen:

1 EL Olivenöl
1 Stange Lauch
1 Knoblauchzehe
600 g Spinat (frisch; alternativ: 500 g Tiefkühlspinat)
250 g Kartoffeln
600 ml Gemüsebouillon/-brühe
30 g Sauerrahm/Saure Sahne

Zubereitung:

Spinat waschen bzw. auftauen lassen. Lauch putzen und in Ringe schneiden. Kartoffeln waschen, schälen und in dünne Scheiben schneiden. Knoblauch schälen. Öl in einem Topf erhitzen und Lauch andünsten. 1 Knoblauchzehe dazugeben und ca. 5–10 Min. mitanschwitzen. Knoblauch wieder aus dem Topf nehmen; Spinat, Kartoffelscheiben und Gemüsebouillon dazugeben und aufkochen lassen. Bei geschlossenem Deckel ca. 10 Min. mild köcheln lassen. Mit einem Mixstab pürieren, Sauerrahm untermischen und servieren.

Nährwertangaben pro Portion				
kcal	Zu (g)	F (g)	GFS (g)	Chol (mg)
135	3	6	1	2

KAROTTEN-ORANGEN-SUPPE

Zutaten für 4 Portionen:

1 EL Rapsöl
1 große Zwiebel
600 g Karotten
1 l Gemüsebouillon/-brühe
evtl. Saft von ½ Orange
Ingwer (gemahlen)
Salz, Pfeffer
Petersilie zum Garnieren

Zubereitung:

Karotten schälen, waschen und in Scheiben schneiden. Öl in einem Topf erhitzen. Zwiebel schälen, klein hacken und im heißen Öl glasig anbraten. Karotten dazugeben, kurz mitanschwitzen und anschließend mit der Gemüsebouillon übergießen. Karotten ca. 15–20 Min. weich kochen und mit einem Pürierstab fein pürieren. Suppe nochmals kurz aufkochen lassen, dann vom Herd nehmen – die Suppe soll nicht mehr kochen. Mit dem Saft von ½ Orange, Ingwer, Salz und Pfeffer abschmecken. Mit Petersilie garnieren und servieren.

Nährwertangaben pro Portion				
kcal	Zu (g)	F (g)	GFS (g)	Chol (mg)
100	10	5	1	0

KÜRBISCREMESUPPE

Zutaten für 4 Portionen:

400 g Kürbis (z. B. Hokkaido)
1 große Zwiebel
1 EL Olivenöl
600 ml Gemüsebouillon/-brühe
1 TL Currypulver
evtl. Ingwer
evtl. 1 EL Kürbiskerne (geröstet)
Salz, Pfeffer

Zubereitung:

Zwiebel schälen, fein schneiden und im leicht erhitzten Öl anschwitzen. Kürbis nach Bedarf schälen (Hokkaido muss z.B. nicht geschält werden) und würfeln, den Zwiebeln beifügen und ca. 5 Min. mitbraten. Mit Gemüsebouillon ablöschen, mit Currypulver sowie klein geschnittenem Ingwer würzen. Hitze reduzieren und ca. 30 Min. köcheln lassen. Mit dem Mixstab pürieren und mit Salz und Pfeffer abschmecken. Eventuell mit 1 EL gerösteten Kürbiskernen bestreuen.

Nährwertangaben pro Portion				
kcal	Zu (g)	F (g)	GFS (g)	Chol (mg)
120	9	6	1	0

KLARE GEMÜSESUPPE

Zutaten für 4 Portionen:

1 Bund Suppengrün (Karotten, Sellerie, Lauch, Petersilie)
1 Zwiebel
2 Lorbeerblätter
1 l Wasser
Salz, Pfeffer

Zubereitung:
Gemüse waschen und grob schneiden, ungeschälte Zwiebel vierteln und alles gemeinsam mit den Gewürzen in 1 l Wasser aufkochen. 1½ Std. köcheln lassen, danach das Gemüse abschöpfen und Gemüsebouillon mit etwas Salz und Pfeffer abschmecken.

Tipp: Das Gemüse kann auch in der Suppe gelassen und mitgegessen werden, lediglich die Zwiebelschalen und die Lorbeerblätter sollten entfernt werden.

Nährwertangaben pro Portion

kcal	Zu (g)	F (g)	GFS (g)	Chol (mg)
20	2	0	0	0

ZUCCHINICREMESUPPE

Zutaten für 4 Portionen:

1 El Rapsöl
1 Zwiebel
1 Knoblauchzehe
700 g Zucchini
500 ml Gemüsebouillon/-brühe
100 g Frischkäse (5 % Fett, z. B. Philadelphia Natur So Leicht®)
20 g Parmesan (gerieben)

Zubereitung:
Öl in einem Topf erhitzen. Zwiebel schälen, klein hacken und glasig anbraten. Zucchini waschen und in ca. 1 cm dicke Ringe schneiden; dazugeben und ca. 5 Min. mitbraten. Anschließend mit der Gemüsebouillon ablöschen. Suppe mit gepresstem Knoblauch, Salz und Pfeffer abschmecken und ca. 10 Min. köcheln lassen. Hitze reduzieren und Frischkäse dazurühren, damit die Suppe eine cremige Konsistenz erhält. Parmesan hinzufügen, nochmals kurz abschmecken und servieren.

Nährwertangaben pro Portion

kcal	Zu (g)	F (g)	GFS (g)	Chol (mg)
135	6	7	2	8

KLASSISCHE HÜHNERSUPPE

Zutaten für 4 Portionen:

1 Suppenhuhn

1 Bund Suppengrün (Karotten, Sellerie, Lauch, Petersilie)

2 Lorbeerblätter

evtl. 1 Stk. Ingwer (frisch)

Salz, Pfeffer

Zubereitung:
Gemüse waschen, würfelig schneiden. Den 1–2 cm großen Ingwer schälen und in Scheiben schneiden. Suppenhuhn in einen großen Topf geben, mit dem Gemüse bedecken, Lorbeerblätter dazugeben und mit Wasser begießen, bis das Huhn bedeckt ist. Bei mittlerer Hitze zirka 1½ Stunden köcheln lassen, mit Salz und Pfeffer abschmecken. Die Flüssigkeit durch ein Sieb leeren, sodass nur noch die klare Suppe übrig bleibt. Diese über Nacht in den Kühlschrank stellen, damit das Fett erstarrt; am nächsten Tag abschöpfen. Gemüse und Hühnerfleisch (ohne Haut) können ebenfalls aufbewahrt und der Suppe wieder beigegeben werden.

Tipp: Bereiten Sie die Suppe schon am Vortag zu, damit sie erkalten und entfettet werden kann.

Nährwertangaben pro Portion				
kcal	Zu (g)	F (g)	GFS (g)	Chol (mg)
50	2	4	1	18

HIRSENOCKERL (ALS SUPPENEINLAGE)

Zutaten für 5 Portionen:

40 g Hirse (fein gemahlen)

150 g Magertopfen/-quark

1 Ei

25 g Butter

Salz, Muskat

Zubereitung:
Butter schaumig rühren, Hirsemehl und Eigelb untermischen, Topfen dazugeben, mit Salz und Muskat würzen. ½ Stunde rasten lassen, dann steif geschlagenen Eischnee unterheben. Mithilfe von 2 Teelöffeln Nockerl/Klößchen formen und in der Suppe 10–15 Min. köcheln lassen.

Nährwertangaben pro Portion				
kcal	Zu (g)	F (g)	GFS (g)	Chol (mg)
105	1	6	3	60

BISKUITSCHÖBERL (ALS SUPPENEINLAGE)

Zutaten für 4 Portionen:

2 Eier

60 g Dinkelmehl

Salz

Zubereitung:
Eiweiß und Eigelb trennen. Eiweiß zu steifem Eischnee schlagen, anschließend verquirltes Eigelb, gesiebtes Mehl und Salz unterziehen. Ca. 1½ cm hoch auf eine mit Backpapier ausgelegte Form streichen und bei 180° C goldgelb backen. In Rhomben (gleichseitige Parellelogrammform) geschnitten servieren.

Tipp: Als Variation 4 Blätter gewürfelten Schinken auf die noch rohe Masse streuen und mitbacken. Biskuitschöberl erst unmittelbar vor dem Servieren mit der Suppe übergießen, da sie sich schnell mit Flüssigkeit ansaugen!

Nährwertangaben pro Portion				
kcal	Zu (g)	F (g)	GFS (g)	Chol (mg)
100	0	4	1	119

GRIESSNOCKERL (ALS SUPPENEINLAGE)

Zutaten für 4 Portionen:

125 ml Halbfettmilch

10 g Butter

Salz

50 g Hartweizengrieß

1 Ei

1 Prise Muskat

Zubereitung:
Milch mit Butter und etwas Salz aufkochen. Grieß und eine Prise Muskat dazugeben und gut verrühren, bis die Masse härter wird und sich vom Topfboden löst. Dann das Ei einarbeiten. Mithilfe von 2 Teelöffeln Nockerl/Klößchen formen und in die leicht siedende Suppe gleiten lassen; kurz aufköcheln lassen, dann vom Herd nehmen und mind. 10 Min. ziehen lassen.

Nährwertangaben pro Portion				
kcal	Zu (g)	F (g)	GFS (g)	Chol (mg)
100	2	4	2	68

SALATE UND KLEINE SPEISEN

SPARGELSALAT MIT GEBRATENEN LACHSSTREIFEN

Zutaten für 2 Portionen (als Hauptspeise):

500 g grüner Spargel
2 Paprika (rot und gelb)
150 g Vogerl-/Feldsalat
50 g Rucola
2 Scheiben Vollkorntoastbrot
2 Lachsfilets (je ca. 125 g)
Saft von 1 Zitrone
1 EL Olivenöl
1 EL Balsamicoessig
1 EL Gemüsebouillon/-brühe
1 TL Senf (mild)
Salatkräuter (frisch oder getrocknet)
Salz, Pfeffer
etwas Rapsöl zum Anbraten
etwas Parmesan

Zubereitung:

Spargel schälen und die holzigen Enden entfernen. Kurz in kochendem Salzwasser für 1–2 Min. blanchieren bzw. überbrühen, dann abtropfen lassen. Paprika waschen, entkernen und in 1–2 cm große Stücke schneiden. Ebenfalls kurz blanchieren und abtropfen lassen. Anschließend den grünen Spargel in einer heißen Pfanne mit wenig Öl anbraten, Paprikastücke dazugeben und mitrösten. Etwas abkühlen lassen.

Den gewaschenen Vogerlsalat und Rucola auf zwei Tellern anrichten. Spargel und Paprika rundherum platzieren. Aus Olivenöl, Balsamicoessig, Gemüsebouillon, Senf, Salatkräutern, Salz und Pfeffer ein Dressing anrühren.

Die enthäuteten Lachsfilets waschen, mit einer Küchenrolle trockentupfen und in ca. 1½ cm dicke Streifen schneiden. Mit Zitronensaft beträufeln, salzen, pfeffern. In heißem Rapsöl beidseitig kurz anbraten, sodass die Filets knusprig, aber innen nicht trocken werden. Getoasteten Toast in Dreiecke halbieren.

Salat marinieren. Die Lachsstreifen auf dem Salat platzieren, etwas Parmesan darüberhobeln und mit den Toastdreiecken servieren.

Nährwertangaben pro Portion				
kcal	Zu (g)	F (g)	GFS (g)	Chol (mg)
400	14	17	5	52

KICHERERBSENSALAT MIT SCHAFSKÄSE

Zutaten für 2 Portionen (als Hauptspeise):

450 g Kichererbsen aus der Dose (abgetropft)
1 kl., rote Zwiebel
1 Knoblauchzehe
1 kl. Zucchini (ca. 200 g)
1 Paprika (gelb)
150 g Cocktailtomaten
120 g Schafskäse (fettreduziert, 9 % Fett)
Saft von ½ Zitrone
1 EL Weißweinessig
1 EL Olivenöl
1 TL Senf (mild)
Salz, Pfeffer

Zubereitung:
Kichererbsen waschen und gut abtropfen lassen. Zwiebel klein hacken, Knoblauch pressen und unter die Kichererbsen mischen. Zucchini waschen und in kleine Würfel schneiden. Paprika waschen, entkernen und in 1–2 cm große Würfel schneiden. Cocktailtomaten waschen. Wenig Rapsöl in einer Pfanne erhitzen und Zucchini darin rösten. Paprika und Cocktailtomaten dazugeben, mitrösten. Kichererbsen in die Pfanne geben, kurz mitschwenken und von der Platte nehmen.

Aus Zitronensaft, Weißweinessig, Olivenöl, Senf und eventuell etwas Wasser ein Dressing anrühren, mit Salz und Pfeffer würzen und an den Kichererbsensalat geben. Salat auf zwei Teller verteilen und mit würfelig geschnittenem Schafskäse bestreuen.

Tipp: Dieser Salat passt auch perfekt als Beilage zu einer Grill- oder Sommerparty! Verwenden Sie anstatt des Schafskäses auch mal mageren Schinken.

Nährwertangaben pro Portion				
kcal	Zu (g)	F (g)	GFS (g)	Chol (mg)
330	11	15	5	20

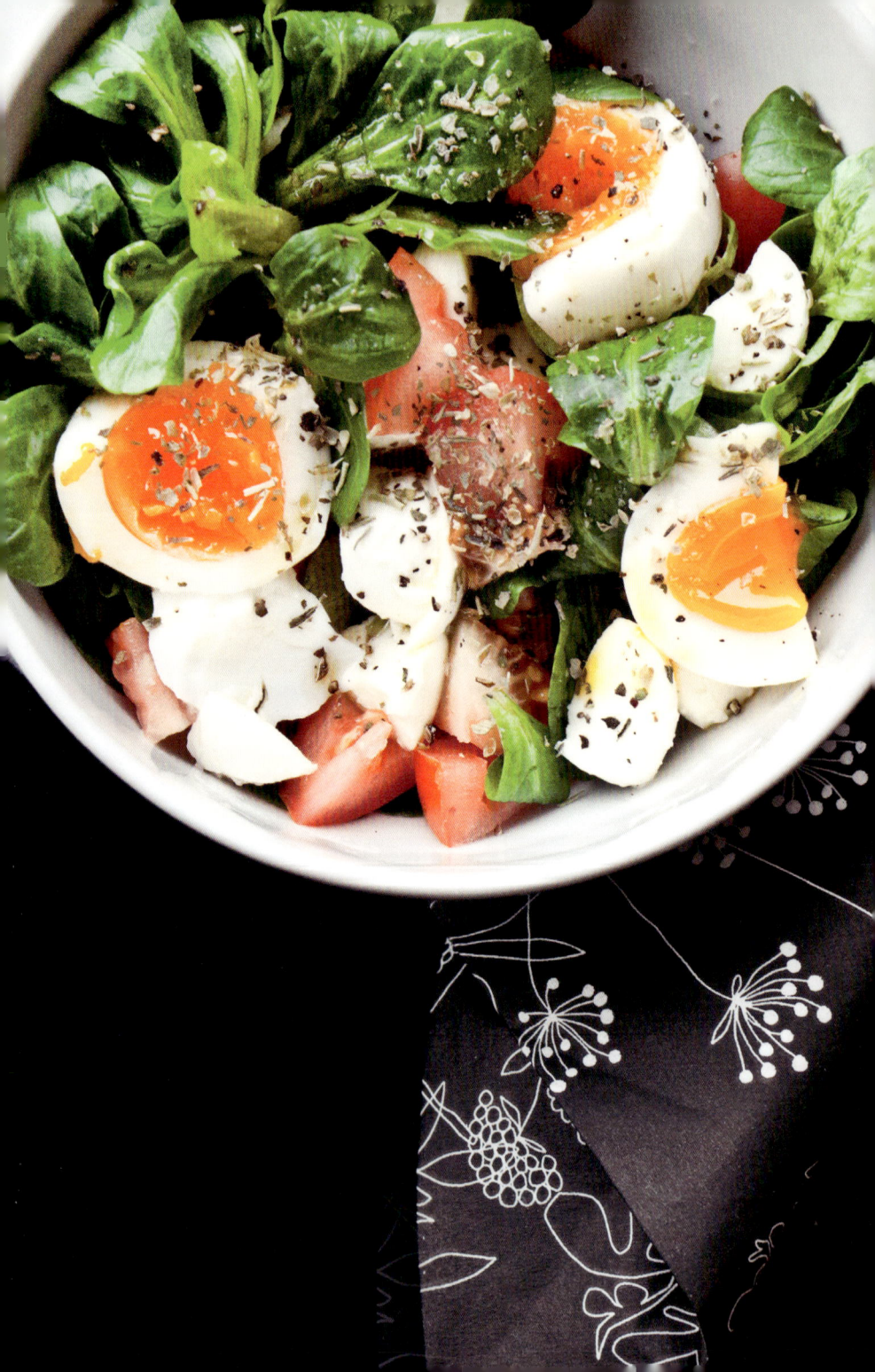

FELDSALAT MIT EI 📷

Zutaten für 4 Portionen:

200 g Vogerl-/Feldsalat
1 kleine Salatgurke
2 Tomaten
2 Eier
8 Stück Minimozzarella (fettreduziert, 10 % Fett)
Salatkräuter
2 EL Olivenöl
1 EL Balsamicoessig
1 EL Gemüsebouillon/-brühe
Salz, Pfeffer

Zubereitung:
Vogerlsalat waschen. Eier in einem Topf mit Wasser weich kochen (3 Min. ab dem Zeitpunkt, ab welchem das Wasser kocht). Salatgurke und Tomaten waschen, kleinwürfelig schneiden und unter den Vogerlsalat mischen. Aus Olivenöl, Essig, Gemüsebouillon, Salatkräutern, Salz und Pfeffer ein Dressing anrühren und den Salat damit marinieren. Minimozzarella sowie weich gekochte, geschälte Eier vierteln und auf dem Salat verteilen.

Tipp: Wer ein besonders cholesterinarmes Menü wünscht, kann das Eigelb einfach weglassen!

Nährwertangaben pro Portion				
kcal	Zu (g)	F (g)	GFS (g)	Chol (mg)
175	4	11	4	130

APFEL-KAROTTEN-ROHKOST

Zutaten für 4 Portionen:

500 g Karotten
3 Äpfel
Saft von 1 Zitrone
1 EL Rapsöl
Salz, Pfeffer

Zubereitung:
Karotten und Äpfel schälen und fein reiben. Mit dem Saft von 1 Zitrone vermengen und das Öl untermischen. Mit Salz und Pfeffer wenig würzen. Ein paar Stunden oder über Nacht ziehen lassen, damit der Salat aromatisch saftig wird.

Nährwertangaben pro Portion				
kcal	Zu (g)	F (g)	GFS (g)	Chol (mg)
90	14	3	0	0

MANGO-AVOCADO-SALAT MIT RUCOLA UND GARNELEN

Zutaten für 4 Portionen (als Hauptspeise):

1 Mango
100 g Avocado
500 g Cocktailtomaten
200 g Rucola
1 EL Zitronensaft
300 g Garnelenschwänze
2 EL Zitronensaft
2 EL Orangensaft
2 EL Olivenöl
1 EL Senf
Salz, Pfeffer

Zubereitung:

Mango schälen, Fruchtfleisch würfelig schneiden. Avocados halbieren, den Kern herauslösen, das Fruchtfleisch mithilfe eines Löffels vorsichtig von der Schale herauslösen und in kleine Stücke schneiden. Mit Zitronensaft beträufeln, damit sich die Avocado nicht braun verfärbt. Garnelen entdarmen, waschen, trockentupfen und mit Zitronensaft säuern. Rucola waschen, Tomaten waschen und vierteln. In einer Schüssel Rucola, Tomaten, Mango und Avocado vorsichtig vermischen. Garnelen salzen, pfeffern und in wenig heißem Rapsöl anbraten. Aus Zitronensaft, Orangensaft, Olivenöl, Senf, Salz und Pfeffer ein Dressing zubereiten und unter den Salat mischen. Mit den gebratenen Garnelen servieren.

Nährwertangaben pro Portion				
kcal	Zu (g)	F (g)	GFS (g)	Chol (mg)
230	11	12	2	110

BOHNENSALAT MIT TOMATEN, MOZZARELLA UND RÄUCHERLACHS

Zutaten für 2 Portionen:

150 g Mozzarella (fettreduziert, 10 % Fett)
60 g Räucherlachs
200 g kleine, weiße Bohnen (aus der Dose)
1 rote Zwiebel
500 g Cocktailtomaten
350 g Stangensellerie
2 Karotten
2 EL Olivenöl
2 EL Essig
Kresse
Salz, Pfeffer

Zubereitung:
Zwiebel schälen und fein hacken. Mit einer Prise Salz und 2 EL Essig verrühren. Die Mischung ca. 5 Min. durchziehen lassen. Cocktailtomaten waschen und vierteln. Stangensellerie waschen, längs halbieren und quer in feine Scheiben schneiden. Karotten waschen, schälen, in Würfel schneiden. Mozzarella in kleine Würfel, Räucherlachs in Streifen schneiden. Bohnen abspülen und abtropfen lassen. Gewaschenes Basilikum klein schneiden. Alle Zutaten miteinander verrühren. Olivenöl unterrühren, mit Salz und Pfeffer abschmecken. Mit Kresse bestreut servieren.

Nährwertangaben pro Portion

kcal	Zu (g)	F (g)	GFS (g)	Chol (mg)
390	13	21	8	34

COUSCOUSSALAT MIT SCHAFSKÄSE UND MINZE

Zutaten für 4 Portionen:

300 g Instant-Couscous
1 rote Zwiebel
250 g Cocktailtomaten
1 Knoblauchzehe
150 g Schafskäse (fettreduziert, 9 % Fett)
½ Bund Minze
½ TL Koriander (gemahlen)
3 EL Weißweinessig
2 EL Olivenöl
10 g Pistazien (gehackt)
20 g Erdnüsse (gehackt)
Salz, Pfeffer

Zubereitung:
Couscous mit 350 ml kochendem Wasser übergießen, 5 Min. quellen lassen, mit einer Gabel mehrmals auflockern. Zwiebel längs halbieren, in dünne Streifen schneiden. Knoblauch sehr fein würfeln, gewaschene Minze grob hacken, Tomaten vierteln, Schafskäse würfeln. Alles miteinander vermischen. Essig, Koriander, Salz und Pfeffer verrühren, Öl hinzufügen und an den Couscoussalat geben.

Nährwertangaben pro Portion

kcal	Zu (g)	F (g)	GFS (g)	Chol (mg)
330	4	15	6	20

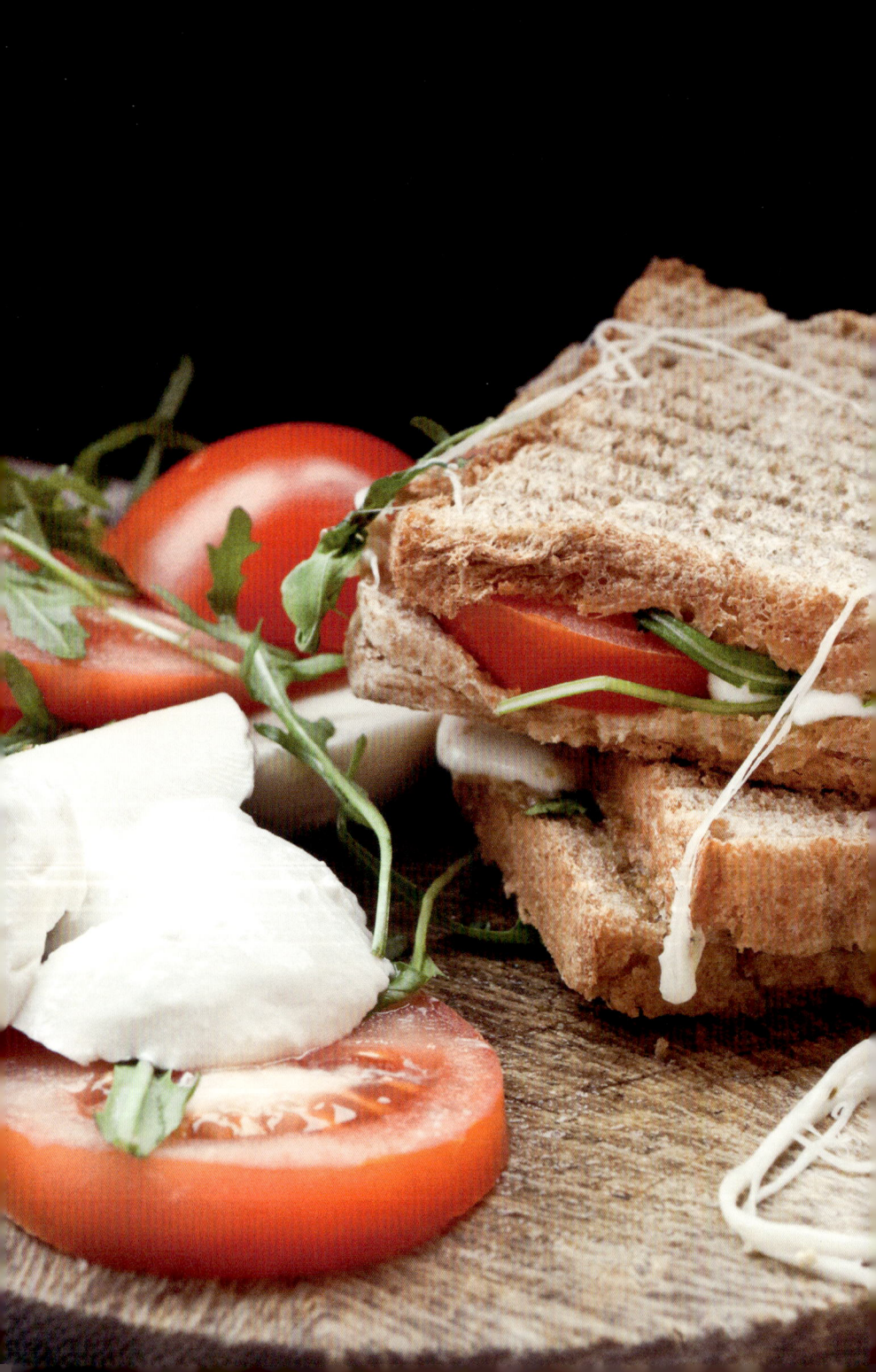

GEGRILLTES MOZZARELLA-PESTO-SANDWICH

Zutaten für 2 Portionen:

4 Scheiben Vollkorntoast
6 Tomaten (mittelgroß)
1 Kugel Mozzarella (fettreduziert, 10 % Fett)
3 TL grünes Pesto
1 Handvoll Rucola

Zubereitung:

2 Tomaten und Mozzarella in dünne Scheiben schneiden. Toastbrote dünn mit Pesto bestreichen, mit Tomaten- und Mozzarellascheiben sowie mit gewaschenem und entstieltem Rucola belegen und zuklappen. In einem Grilltoaster toasten, bis der Käse geschmolzen ist. Übrige Tomaten in Stücke schneiden, salzen und dazu servieren.

Nährwertangaben pro Portion				
kcal	Zu (g)	F (g)	GFS (g)	Chol (mg)
304	9	15	6	20

KÄSE-EI-POWERWECKERL

Zutaten für 2 Portionen:

2 Kornweckerl/-brötchen
150 g Hüttenkäse
1 Ei (hart gekocht)
½ Schalotte/kl. Zwiebel
½ TL Senf
2 EL Kräuter (z. B. Schnittlauch, Petersilie, Basilikum)
Salz, Pfeffer
1 Paprika
2 Salatblätter

Zubereitung:

Hüttenkäse mit Senf, frischen Kräutern und etwas Salz und Pfeffer verrühren. Gekochte Eier schälen und klein würfeln. Schalotte schälen, fein hacken. Eier und Schalotte mit dem Kräuter-Hüttenkäse vermischen, eventuell noch mal mit Salz und Pfeffer abschmecken. Weckerl durchschneiden, je mit einem gewaschenen und getrockneten Salatblatt belegen und Eier-Kräuter-Hüttenkäse darauf verteilen. Paprika waschen, in dünne Ringe abschneiden und auf den Eier-Kräuter-Hüttenkäse legen. Deckel darauflegen und servieren.

Tipp: Statt Hüttenkäse kann auch Magertopfen/-quark verwendet werden!

Nährwertangaben pro Portion				
kcal	Zu (g)	F (g)	GFS (g)	Chol (mg)
270	9	6	2	123

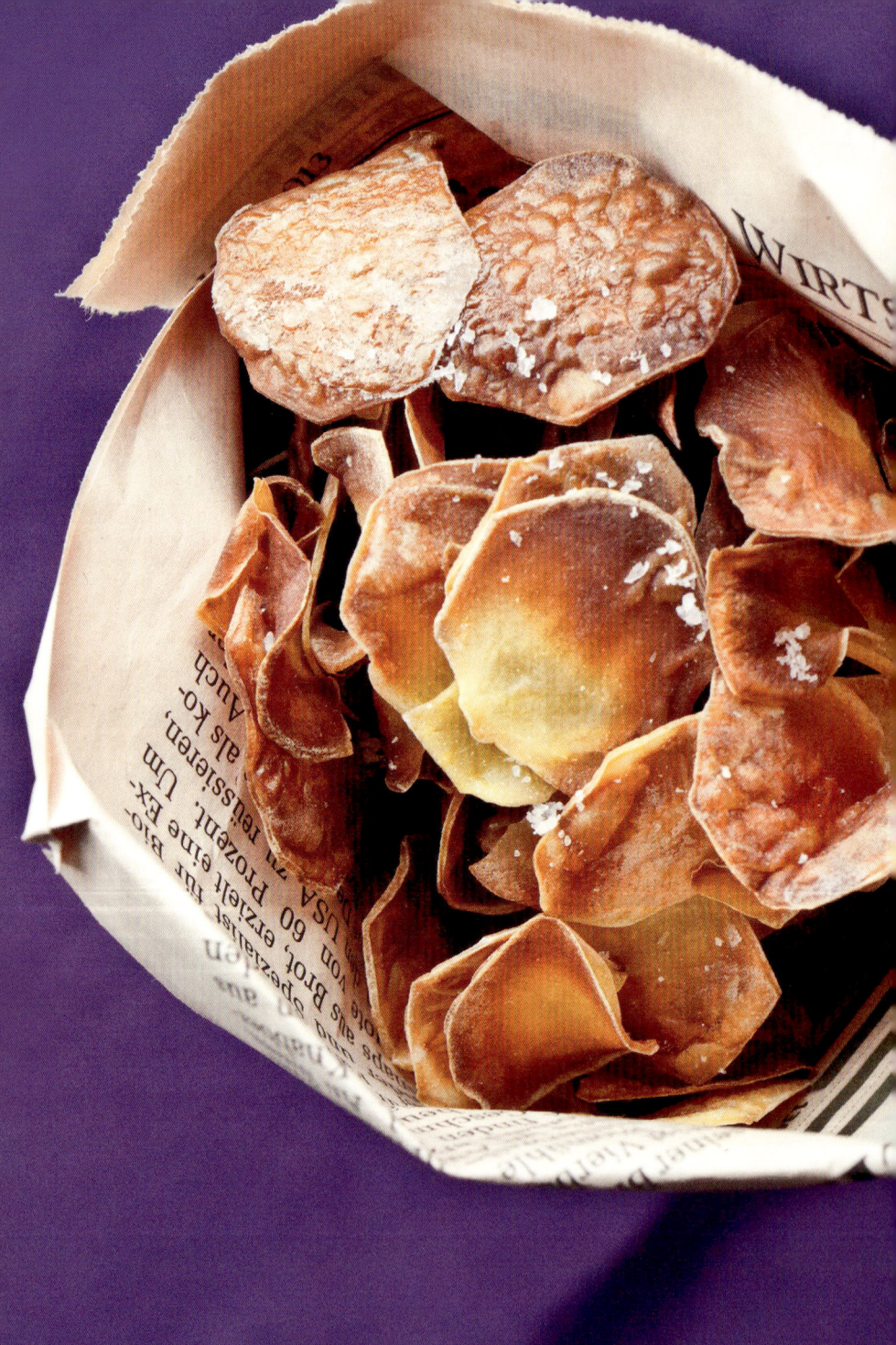

KARTOFFELCHIPS OHNE FETT 📷

Zutaten für 2 Portionen (zum Knabbern):

4 Kartoffeln (festkochend)

Salz

Zubereitung:
Rohe Kartoffeln schälen, waschen und abtrocknen. Mithilfe eines Gemüsehobels in sehr dünne Scheiben schneiden (ca. 1 mm). Die Kartoffelscheiben auf ein mit Backpapier ausgelegtes Backblech legen und im vorgeheizten Backofen bei 200°C ca. 5–6 Min. backen. Danach die Chips umdrehen und nochmals unter Aufsicht 3–4 Min. goldgelb backen. Chips auskühlen lassen und etwas salzen.

Nährwertangaben pro Portion				
kcal	Zu (g)	F (g)	GFS (g)	Chol (mg)
142	1	0	0	0

TOMATENRÜHREI AUF VOLLKORNBROT MIT PAPRIKASTICKS

Zutaten für 2 Portionen:

1 Ei

3 Eiweiß

120 g Putenschinken (mager)

1 rote Zwiebel

2 EL Tomatenmark

2 Paprika

2 dünne Scheiben (je ca. 30 g) Vollkornbrot

1 TL Rapsöl

Avocado

Basilikum

Salz, Pfeffer

Zubereitung:
Zwiebel schälen, fein würfeln und in einem Topf mit wenig Olivenöl dünsten. Salzen, pfeffern, gehackte Basilikumblätter zugeben. Unter Rühren 1–2 Min. weiterbraten. In einer Schüssel das Ei und das Eiweiß mit einer Gabel verquirlen. Tomatenmark unter die Zwiebelmischung rühren und das verquirlte Ei dazugeben. Bei geringer Hitze stocken lassen. Paprika waschen, längs in Streifen schneiden. Vollkornbrot toasten, dünn mit Avocado bestreichen und mit den Paprikastreifen zum Tomaten-Rührei servieren.

Nährwertangaben pro Portion				
kcal	Zu (g)	F (g)	GFS (g)	Chol (mg)
300	11	10	2	155

WRAPS MIT HUHN

Zutaten für 2 Portionen:

150 g Hühnerbrustfilet
2 kleine Weizentortillas (wenn möglich: Vollkorn)
1 EL Rapsöl
1 Paprika (rot)
½ Zwiebel (rot)
1 Tomate
2 Salatblätter
50 g Joghurt (1 % Fett)
Zitronensaft
Salz, Pfeffer

Zubereitung:

Hühnerbrustfilets in Streifen schneiden und in etwas Öl kurz anbraten. Paprika waschen und in Streifen schneiden. Zwiebel schälen und in feine Scheiben schneiden. Alle Zutaten zu den Hühnerbruststreifen in die Pfanne geben und mit Salz, Pfeffer und nach Wunsch etwas Tabasco abschmecken. Tomaten klein würfeln. Salat waschen und grob zupfen. Joghurt mit einem Spritzer Zitronensaft und etwas Salz und Pfeffer abschmecken. Tortillas nach Packungsanleitung erwärmen, mit Geflügelmischung, Tomatenstücken und Salat füllen und zuletzt die Creme darauf verteilen. Wraps einschlagen und seitlich einrollen. Eventuell mit Alufolie einwickeln und fixieren.

Tipp: Die Wraps schmecken auch kalt als Teil eines Buffets sehr gut!

Nährwertangaben pro Portion				
kcal	Zu (g)	F (g)	GFS (g)	Chol (mg)
310	7	7	1	46

AUFSTRICHE UND DIPS

KAROTTEN-PINIENKERNE-AUFSTRICH

Zutaten für 15 Portionen:

1 rote Zwiebel

4 mittelgroße Karotten

100 g Frischkäse
(5 % Fett, z. B. Philadelphia Natur So Leicht®)

1–2 TL Currypulver (mild)

10 g Pinienkerne (gehackt)

1 TL Rapsöl

Salz, Pfeffer

Zubereitung:
Zwiebel schälen, fein hacken. Rapsöl in einer kleinen Pfanne erhitzen; Zwiebel kurz anrösten, Pinienkerne dazugeben. Auskühlen lassen. Karotten schälen, grob raspeln und mit dem Frischkäse vermengen. Currypulver, Zwiebel und Pinienkerne dazugeben, alles gut vermischen und mit Salz und Pfeffer abschmecken.

Nährwertangaben pro Portion (ca. 30 g)				
kcal	Zu (g)	F (g)	GFS (g)	Chol (mg)
20	1	1	0	1

PAPRIKA-NUSS-AUFSTRICH

Zutaten für 12 Portionen:

3 Paprikaschoten (rot)

1 Schalotte/kl. Zwiebel oder 1 Zwiebel (rot)

1 Knoblauchzehe

100 g Tofu (6 % Fett)

½ TL Paprikapulver (edelsüß)

20 g Cashewkerne (gehackt)

2 EL Zitronensaft

1 EL Olivenöl

2 EL Basilikum (gehackt)

Salz, Pfeffer

Zubereitung:
Paprika waschen, halbieren, von Kernen befreien und fein würfeln. Schalotte oder rote Zwiebel schälen und fein hacken. Knoblauch schälen und pressen. Den Tofu trockentupfen und kleinwürfelig schneiden. Cashewkerne, Zitronensaft, Olivenöl und Paprikapulver dazugeben und alles mit einem Mixstab fein pürieren. Falls der Aufstrich zu viel Flüssigkeit enthält, diese durch ein Küchentuch abtropfen lassen. Basilikum untermischen und mit Salz und Pfeffer abschmecken.

Nährwertangaben pro Portion (ca. 30 g)				
kcal	Zu (g)	F (g)	GFS (g)	Chol (mg)
25	1	2	0	0

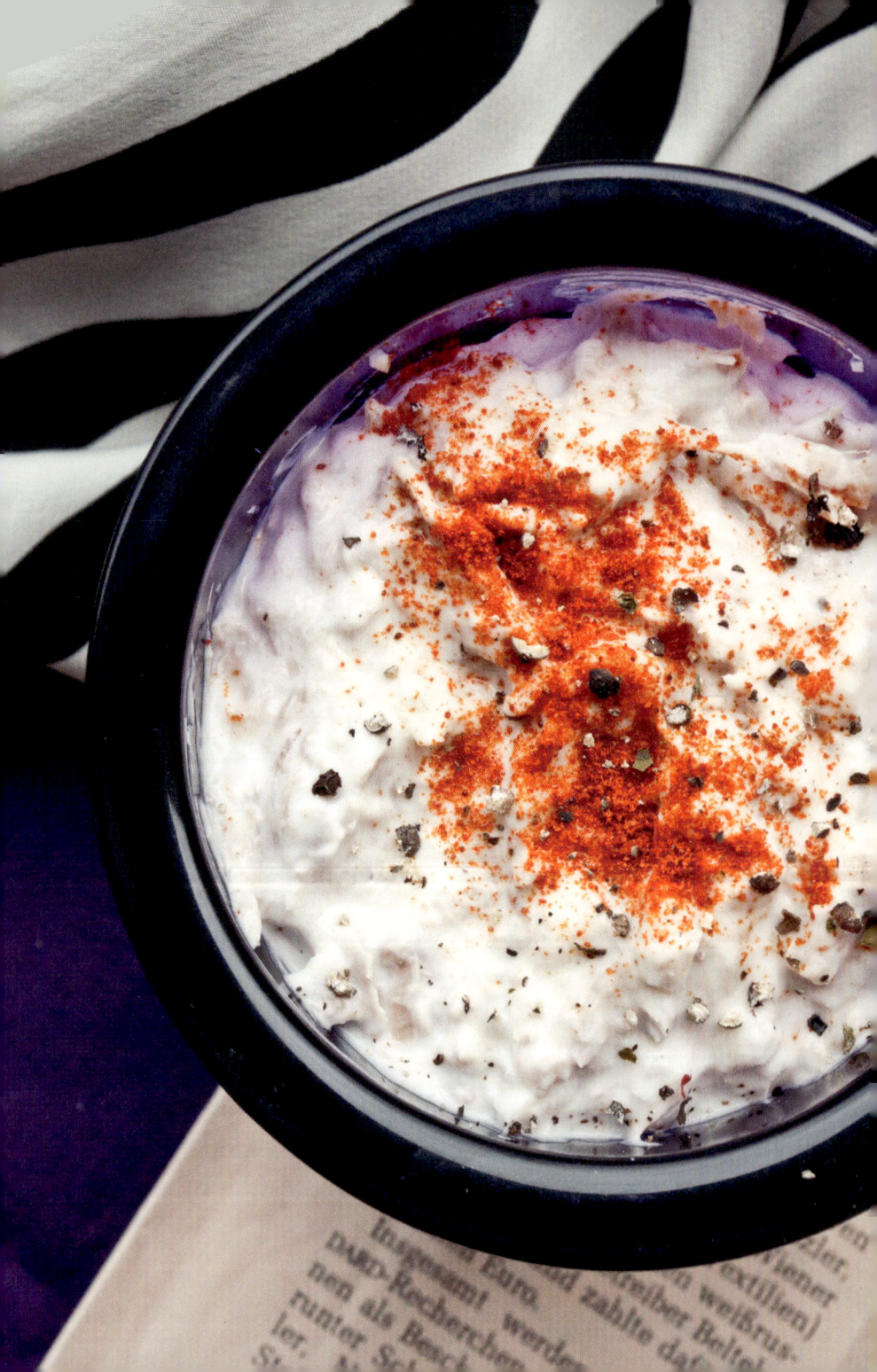

THUNFISCHAUFSTRICH

Zutaten für 13 Portionen:

250 g Frischkäse,
5 % Fett (z. B. Philadelphia Natur So Leicht®)

125 g Thunfisch
(im eigenen Saft)

1 Schalotte/kl. Zwiebel oder rote Zwiebel

Paprikapulver
(edelsüß oder scharf)

Salz, Pfeffer

Zubereitung:

Frischkäse cremig rühren. Schalotte oder rote Zwiebel schälen und fein hacken, dem Frischkäse beifügen. Thunfisch dazugeben und mit einer Gabel alles gut durchmischen. Mit Paprikapulver, Salz und Pfeffer abschmecken.

Tipp: Passt gut als Brotaufstrich oder zum Dippen von Gemüse.

Nährwertangaben pro Portion (ca. 30 g)				
kcal	Zu (g)	F (g)	GFS (g)	Chol (mg)
24	1	1	0	3

AVOCADO-TOMATEN-AUFSTRICH

Zutaten für 8 Portionen:

1 Stück (ca. 150 g) Avocado (reif)

1 Tomate

1 TL Zitronensaft

30 g Joghurt (1 % Fett)

Salz, Pfeffer

Zubereitung:

Avocado längs halbieren und Kern entfernen. Fruchtfleisch mithilfe eines Löffels herausschaben und mit Zitronensaft überträufeln. Mit einer Gabel Fruchtfleisch nochmals fein zerdrücken, bis keine oder nur noch wenige Stücke übrig sind und die Konsistenz sehr cremig geworden ist. Tomate fein würfeln, mit Joghurt und Fruchtfleisch verrühren, mit Salz und Pfeffer abschmecken.

Tipp: Die Reifung von noch harten Avocados kann beschleunigt werden, wenn man die Frucht in Zeitungspapier einwickelt und dem Obst im Obstkorb beilegt.

Nährwertangaben pro Portion (ca. 30 g)				
kcal	Zu (g)	F (g)	GFS (g)	Chol (mg)
44	0	5	1	0

TOMATEN-TOFU-AUFSTRICH

Zutaten für 15 Portionen:

200 g Tofu (6 % Fett)
1 kleine Zwiebel (fein gehackt)
30 g Tomatenmark
100 g getrocknete Tomaten in Olivenöl (abgetropft)
100 g Mozzarella (fettreduziert, 10 % Fett)
Basilikum
Salz, Pfeffer
Cayennepfeffer

Zubereitung:
Tofu, Tomatenmark, klein geschnittene, getrocknete Tomaten und klein gewürfelten Mozzarella im Mixer fein pürieren. Fein gehackte Zwiebel dazumischen, Basilikum hacken und ebenfalls untermischen. Mit Salz, Pfeffer und wenig Cayennepfeffer abschmecken.

Nährwertangaben pro Portion (ca. 30 g)				
kcal	Zu (g)	F (g)	GFS (g)	Chol (mg)
35	0	2	1	2

BABA GANOUSH (MELANZANIAUFSTRICH)

Zutaten für 18 Portionen:

2 Stück (ca. 500 g) Melanzani/Auberginen
20 g Tahina/Sesampaste
3 EL Zitronensaft
2 EL Olivenöl
1 Knoblauchzehe
Kumin/Kreuzkümmel (gemahlen)
Salz
Petersilie (gehackt)
schwarze Oliven (entsteint)

Zubereitung:
Backofen auf 220°C vorheizen. Melanzani waschen und mit einem spitzen Messer ein paar Mal einstechen. Im Backofen so lange backen, bis die Melanzani ganz weich sind und die Haut fast schwarz ist – das dauert ca. 20–30 Min. Herausnehmen und etwas auskühlen lassen. Die noch lauwarmen Melanzani halbieren und das weiche Fruchtfleisch mit einem Löffel aus der Schale lösen. Fruchtfleisch mit der Sesampaste, dem Zitronensaft und dem Olivenöl vermengen, mit einer Gabel zerdrücken. Gepressten Knoblauch dazumischen, mit Salz und Kumin abschmecken. Fein gehackte Petersilie und einige klein gehackte, schwarze Oliven auf das Baba Ganoush streuen und servieren.

Nährwertangaben pro Portion (ca. 30 g)				
kcal	Zu (g)	F (g)	GFS (g)	Chol (mg)
20	1	2	0	0

HUMMUS (KICHERERBSENAUFSTRICH)

Zutaten für 18 Portionen:

250 g Kichererbsen (getrocknet) oder 500 g Kichererbsen (gekocht, aus der Dose)
3 EL Olivenöl
1 Knoblauchzehe (gepresst)
3 EL Zitronensaft
20 g Tahina/Sesampaste
Kumin/Kreuzkümmel (gemahlen)
Salz
Paprikapulver
Petersilie (gehackt)

Zubereitung:

Getrocknete Kichererbsen über Nacht in reichlich Wasser einweichen. Dann in (nicht gesalzenem) Wasser kochen, bis sie weich sind. Kichererbsen aus dem Wasser nehmen und pürieren. Tahina, Knoblauch, Zitronensaft und Olivenöl hinzufügen und mitpürieren, bis eine glatte Masse entsteht. Mit Salz und Kumin abschmecken. Ist die Masse zu dick, etwas Kochwasser hinzufügen. Zum Schluss Paprikapulver und gehackte Petersilie darüberstreuen und servieren.

Tipp: Sesampaste ist im Orientladen, in türkischen Lebensmittelmärkten oder auch im Reformhaus erhältlich. Wer dies nicht in der Nähe hat, kann Tahina auch ganz einfach selbst herstellen: 250 g Sesamkörner in einer Pfanne unter ständigem Rühren leicht rösten, mit etwas Salz und eventuell 1 TL Honig in einem hohen Gefäß mithilfe eines Standmixers ca. 5–10 Min. zu einer dickflüssigen Paste pürieren. Fertig!

Nährwertangaben pro Portion (ca. 30 g)				
kcal	Zu (g)	F (g)	GFS (g)	Chol (mg)
40	0	2	1	0

FRÜHLINGSAUFSTRICH

Zutaten für 10 Portionen:

200 g Hüttenkäse (mager)

100 g Frischkäse
(5 % Fett, z. B. Philadelphia Natur So Leicht®)

1 TL Senf

1 TL Essig oder Zitronensaft

1 Frühlingszwiebel

Schnittlauch

Salz, Pfeffer

Zubereitung:
Hüttenkäse und Frischkäse gut verrühren, Senf und Essig bzw. Zitronensaft beimischen. Frühlingszwiebel waschen, klein schneiden und beifügen, Schnittlauch hacken und ebenfalls hinzufügen. Mit Salz und Pfeffer abschmecken.

Nährwertangaben pro Portion (ca. 30 g)				
kcal	Zu (g)	F (g)	GFS (g)	Chol (mg)
23	1	1	0	2

LACHSAUFSTRICH

Zutaten für 18 Portionen:

1 EL Schnittlauch oder Dill (gehackt)

½ Zwiebel

250 g Frischkäse
(5 % Fett, z. B. Philadelphia Natur So Leicht®)

1 Knoblauchzehe

1 EL Olivenöl

1 TL Rapsöl

300 g Wildlachs (geräuchert)

Saft von ½ Zitrone

Salz, Pfeffer

Zubereitung:
Lachs kleinwürfelig schneiden; mit Zitronensaft, etwas Salz und Pfeffer, frisch gepresstem Knoblauch und Olivenöl vermischen und für mind. 15 Min. im Kühlschrank ziehen lassen. Danach mit einem Mixer pürieren oder durch einen Fleischwolf drehen. Zwiebel fein schneiden, Schnittlauch bzw. Dill hacken. Danach Frischkäse cremig rühren, Lachspaste, Zwiebel und Schnittlauch bzw. Dill dazugeben und alles gut vermischen. Bei Bedarf nochmals mit Salz, Pfeffer und Zitronensaft abschmecken.

Nährwertangaben pro Portion (ca. 30 g)				
kcal	Zu (g)	F (g)	GFS (g)	Chol (mg)
35	1	1	0	2

FLEISCHSPEISEN

TIROLER GRÖSTL

Zutaten für 4 Portionen:

400 g Rindfleisch (mager, in kleine Stücke geschnitten)
70 g Schinkenspeck
1 Zwiebel
800 g Kartoffeln (gekocht)
Majoran, Kümmel
Salz, Pfeffer
1 EL Rapsöl
1 Ei

Zubereitung:

Kartoffeln mit der Schale kochen, etwas auskühlen lassen, schälen und in Scheiben schneiden. Zwiebel schälen, schneiden und glasig in wenig Öl anrösten. Speck dazugeben und mitanrösten. Kartoffelscheiben und Rindfleischstücke dazugeben und mitanrösten. Das Gröstl mit Kümmel, Majoran, Salz und Pfeffer abschmecken und knusprig anbraten. Das Ei dazugeben, unterrühren und kurz mitgaren. Mit grünem Blattsalat servieren.

Nährwertangaben pro Portion

kcal	Zu (g)	F (g)	GFS (g)	Chol (mg)
340	2	9	3	140

ÜBERBACKENE SCHINKENFLECKERL

Zutaten für 4 Portionen:

300 g Vollkornfleckerl (Rohgewicht)
1 große Zwiebel
1 TL Olivenöl
200 g Kochschinken (mager)
250 g Joghurt (1 % Fett)
1 Ei
50 g Leichtkäse (25% F. i. T., z. B. Magrom®, Tilsette®, Goudette®; gerieben)
Knoblauch
Kümmel, Petersilie
Salz, Pfeffer

Zubereitung:

Fleckerl in kochendem Salzwasser bissfest garen. Zwiebel schälen, fein hacken und in wenig Olivenöl leicht bräunen. Klein geschnittenen Schinken dazugeben und mitanrösten. Gewürze und gepressten Knoblauch hinzufügen und gemeinsam mit dem Joghurt unter die Schinkenfleckerl mischen. Ei trennen. Eigelb unter die Fleckerl mischen, Eiweiß zu Schnee schlagen und unter die Fleckerl heben. In eine Auflaufform geben, mit geriebenem Käse bestreuen und im vorgeheizten Backofen bei 180° C ca. 30 Min. überbacken.

Nährwertangaben pro Portion

kcal	Zu (g)	F (g)	GFS (g)	Chol (mg)
400	4	10	3	92

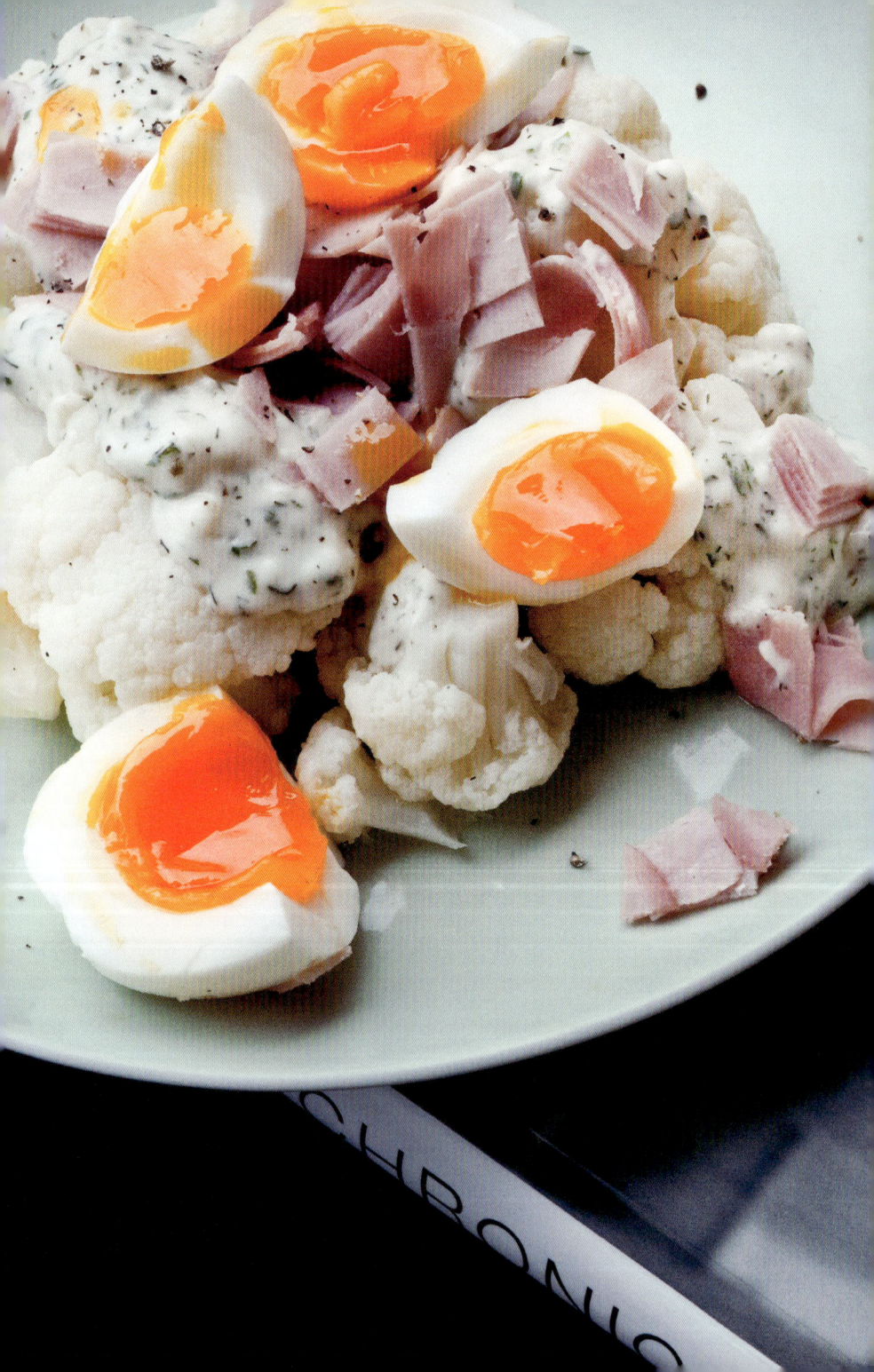

KARFIOL MIT SCHINKEN UND EI

Zutaten für 4 Portionen:

1 Karfiol/Blumenkohl
2 Eier
150 g Schinken (mager, 2 % Fett)
20 g Dinkelmehl
10 g Butter
250 ml Halbfettmilch
1 Prise Zucker, Pfeffer, Muskat
1 Bund Petersilie, Dill, Basilikum und Schnittlauch
1 EL Sauerrahm/Saure Sahne
2 EL Zitronensaft

Zubereitung:

Karfiol in Salzwasser weich kochen. Eier hart kochen und würfeln, Schinken würfeln. Mehl in Butter anschwitzen, Milch dazugeben, aufkochen, 5 Min. köcheln lassen. Eine Prise Zucker, etwas Salz, Pfeffer und Muskat zufügen und mischen; gehackte Kräuter untermischen, mit Sauerrahm und Zitronensaft abschmecken. Sauce über den Karfiol geben, gewürfelten Schinken und Ei darüberstreuen.

Nährwertangaben pro Portion				
kcal	Zu (g)	F (g)	GFS (g)	Chol (mg)
225	10	9	4	148

PUTENEINTOPF MIT OLIVEN

Zutaten für 4 Portionen:

1 Zwiebel
1 Knoblauchzehe
2 Karotten
400 g Zucchini
400 g Putenfleisch
20 g Dinkelmehl
4 EL Tomatenmark
800 ml Gemüsebouillon/-brühe
4 EL schwarze Oliven (entsteint)
250 g Couscous
2 EL Olivenöl
Salz, Pfeffer

Zubereitung:

Zwiebel und Knoblauch schälen, fein schneiden. Karotten schälen, waschen, Zucchini waschen und beides in ca. 1 cm dicke Halbringe schneiden. Putenfleisch würfeln. Olivenöl in einer Pfanne erhitzen und Fleisch darin anbraten. Zwiebel und Knoblauch mitbraten, mit Mehl bestäuben. Tomatenmark dazugeben und unterrühren, dann mit Gemüsebouillon aufgießen. Oliven dazugeben und 5 Min. bei schwacher Hitze köcheln lassen. In der Zwischenzeit Couscous laut Packungsangabe zubereiten, ziehen lassen. Karotten und Zucchini dazugeben, mit Salz und Pfeffer abschmecken und alles ca. 10 Min. lang garen. Mit Couscous servieren.

Nährwertangaben pro Portion				
kcal	Zu (g)	F (g)	GFS (g)	Chol (mg)
390	7	15	3	67

FASCHIERTE BÄLLCHEN IN TOMATENSAUCE

Zutaten für 4 Portionen:

400 g Rindsfaschiertes/Hackfleisch

150 g Schafskäse (fettreduziert, 9 % Fett)

3 TL Majoran

1 Zwiebel

2 Zucchini

2 Paprika (gelb und grün)

10 g Mehl

250 g Pizzatomaten

2 EL Tomatenmark

4 Scheiben Vollkornbrot

2 EL Olivenöl

Salz, Pfeffer

Zubereitung:
Schafskäse mit der Gabel zerdrücken. Faschiertes, Majoran und Schafskäse vermischen, mit Salz und Pfeffer würzen und kleine Bällchen formen. Olivenöl erhitzen, Hackfleischbällchen darin rundherum leicht anbraten, herausnehmen und beiseitestellen. Zwiebel schälen, fein schneiden und in wenig Öl anbraten. Gewaschenen und gewürfelten Zucchini und Paprika dazugeben, mit Salz und Pfeffer würzen und 1–2 Min. anbraten. Mit Mehl bestäuben, unterrühren, Tomatenmark und Pizzatomaten dazugeben. Unter Rühren leicht köcheln lassen, eventuell noch etwas Wasser dazugeben. Fleischbällchen in die Sauce geben und bei mittlerer Hitze ca. 5 Min. garen. Vollkornbrot nach Wunsch toasten oder im Backofen rösten und dazu servieren.

Nährwertangaben pro Portion				
kcal	Zu (g)	F (g)	GFS (g)	Chol (mg)
400	7	24	10	69

KARTOFFELHÄLFTEN MIT SCHINKEN UND KÄSE

Zutaten für 4 Portionen:

1 kg Kartoffeln (festkochend)

200 g Schinken (mager)

150 g Käse in Scheiben (25 % F. i. T., z. B. Magrom®, Tilsette®, Goudette®)

2 EL Olivenöl

Rosmarin

Salz, Pfeffer

Zubereitung:
Kartoffeln halbieren und mit der runden Seite auf ein mit Backpapier ausgelegtes Backblech legen. Mit wenig Olivenöl bestreichen, leicht salzen und pfeffern, mit Rosmarin bestreuen. Auf jede Kartoffelhälfte eine Scheibe Schinken und Käse legen und im Backofen bei 180° C auf mittlerer Schiene ca. 30 Min. backen. Mit grünem Blattsalat servieren.

Nährwertangaben pro Portion				
kcal	Zu (g)	F (g)	GFS (g)	Chol (mg)
360	1	12	5	38

KÜRBIS-SCHINKEN-NUDELN

Zutaten für 4 Portionen:

200 g Vollkornteigwaren (z. B. Hörnchen, Spiralen, Penne)

1 kg Kürbis (z. B. Butternuss oder Hokkaido)

1 Knoblauchzehe

250 g Schinken (mager, gewürfelt)

1 EL Zitronensaft

2 EL Olivenöl

½ TL Zucker

Salz, Pfeffer

Zubereitung:

Backofen auf 200°C vorheizen. Kürbis nach Bedarf schälen (Hokkaido muss z. B. nicht geschält werden) und in mundgerechte Würfel schneiden. In eine Auflaufform geben, gepressten Knoblauch untermischen und Schinkenspeck über dem Kürbis verteilen. Ca. 30–40 Min. (je nach Stückchengröße) garen, bis der Kürbis weich und der Schinkenspeck knusprig ist.

Teigwaren in reichlich Salzwasser bissfest garen. Gegarten Kürbis und Nudeln mischen. Aus Zitronensaft, Olivenöl, wenig Zucker, Salz, Pfeffer sowie ein wenig Wasser eine Marinade mischen und über das Nudel-Kürbis-Gemisch leeren. Mischen und nach Bedarf abschmecken. Mit grünem Blattsalat servieren.

Tipp: Wer eine vegetarische Hauptspeise wünscht, kann den Schinken einfach weglassen!

Nährwertangaben pro Portion

kcal	Zu (g)	F (g)	GFS (g)	Chol (mg)
390	20	8	2	30

POCHIERTES SCHWEINEFILET AUF ZUCCHINI-TOMATEN-GEMÜSE

Zutaten für 4 Portionen:

4 Schweinemedaillons (je 150 g, zugeputzt)

ca. 800 g Zucchini

2 Tomaten (mittelgroß)

50 g Tomaten (getrocknet)

1 kleine Zwiebel

1 EL Rapsöl

Petersilie, Thymian

Salz, Pfeffer

Zubereitung:

Filets mit Salz und Pfeffer würzen, in gehackter Petersilie und Thymian wälzen und straff in vier Alufolien-Rechtecke einwickeln. Einen Topf mit Wasser zum Kochen bringen. Die Filets ins Wasser einlegen, von der Herdplatte nehmen und mit einem Deckel zugedeckt 10–12 Min. ziehen lassen. Die Filets aus dem Wasser heben und etwas rasten lassen.

In der Zwischenzeit Zucchini würfeln. Zwiebel schälen, fein hacken und in etwas Rapsöl glasig dünsten. Zucchini dazugeben. Frische sowie getrocknete Tomaten würfeln und ebenfalls mitdünsten. Mit Salz und Pfeffer abschmecken und zugedeckt etwas schmoren lassen. Gemüse mittig auf 4 Teller verteilen. Filets aus der Folie nehmen, einmal halbieren und auf dem Gemüsebett anrichten.

Nährwertangaben pro Portion				
kcal	Zu (g)	F (g)	GFS (g)	Chol (mg)
250	5	8	1	105

CHINESISCHE HÜHNERPFANNE MIT CASHEWNÜSSEN

Zutaten für 4 Portionen:

600 g Hühnerbrust (ohne Haut und Knochen)

30 g Maisstärke

6 EL Reiswein (alternativ: halbtrockener Sherry)

300 g Lauch

4 EL Sojasauce

80 g Cashewnüsse

2 EL Nussöl (z. B. Erdnuss- oder Walnussöl)

Ingwer

Salz, Pfeffer

Zubereitung:
Hühnerfleisch in ca. 1 cm große Stücke schneiden und mit Maisstärke stauben sowie mit 3 EL Reiswein mischen. Lauch putzen und in ½ cm dicke Scheiben schneiden. Sojasauce mit restlichem Reiswein mischen, eventuell etwas Salz und Pfeffer dazugeben. Wokpfanne erhitzen und Cashewnüsse darin ohne Fettzugabe anrösten, dann aus der Pfanne nehmen. Öl in der Pfanne erhitzen und Fleisch darin ca. 1 Min. scharf anbraten. Lauch dazugeben und mitgaren (der Lauch sollte noch knackig sein). Nach Belieben mit Ingwer würzen. Nüsse zur Hühnerpfanne dazugeben, kurz untermischen. Mit Reis servieren.

Nährwertangaben pro Portion				
kcal	Zu (g)	F (g)	GFS (g)	Chol (mg)
360	6	14	2	90

SCHINKEN-LAUCH-STRUDEL

Zutaten für 4 Portionen:

2 Dinkel-Strudelteigblatter

400 g Lauch

150 g Schinken (mager, 2 % Fett)

40 g Käse (mager, gerieben)

2 gestrichene EL Sauerrahm/ Saure Sahne

2 EL Rapsöl

2 EL Halbfettmilch

Salz, Pfeffer

Zubereitung:
Lauch in Ringe schneiden und in einem Topf mit wenig Wasser andünsten. Schinken klein schneiden, unter den Lauch mischen. Mit Salz und Pfeffer abschmecken und mit 2 gestrichenen EL Sauerrahm abrunden. Strudelblätter trennen, ein Strudelblatt mit etwas Rapsöl bestreichen; die Blätter dann wieder übereinanderlegen. Mit Schinken-Lauch-Mischung füllen, mit geriebenem Käse bestreuen und zurollen. Mit etwas Milch bestreichen und bei 180° C ca. 25 Min. goldgelb backen. Leicht gesalzenes Joghurt und grünen Blattsalat dazu servieren.

Nährwertangaben pro Portion				
kcal	Zu (g)	F (g)	GFS (g)	Chol (mg)
190	3	9	2	26

ZUCCHINI-HUHN-RISOTTO

Zutaten für 4 Portionen:

600 g Zucchini

400 g Hühnerbrustfilet

300 g Risottoreis (Rundkorn)

400 ml Gemüsebouillon/-brühe

1 EL Rapsöl

Salz

Zubereitung:
Zucchini waschen, grob raspeln. Huhn waschen, trockentupfen und in mundgerechte Stücke schneiden. In einer Pfanne mit wenig Rapsöl leicht anbraten, salzen. Zucchini beigeben, nochmals leicht würzen, einige Min. lang mitbraten, danach aus der Pfanne geben und beiseitestellen. Reis in der Pfanne mit wenig Rapsöl glasig braten, Gemüsebouillon dazugeben und ca. 20 Min. lang unter ständigem Rühren köcheln lassen, bis die Flüssigkeit verkocht ist. Zucchini und Huhn dazumischen, nochmals durchwärmen. Mit grünem Blattsalat servieren.

Nährwertangaben pro Portion				
kcal	Zu (g)	F (g)	GFS (g)	Chol (mg)
435	3	6	1	60

PUTE NATUR AUF FISOLEN-TOMATEN-GEMÜSE

Zutaten für 4 Portionen:

4 Putenfilets (je ca. 125 g)

600 g Fisolen/grüne Bohnen (zugeputzt, d. h. gewaschen und an den Enden abgeschnitten)

500 g Cocktailtomaten (geviertelt)

2 EL Rapsöl

1 EL Balsamicoessig

1 EL Sojasauce

3 Zweige Rosmarin (frisch)

1 Knoblauchzehe (gepresst)

Salz, Pfeffer

Zubereitung:
Putenfilets mit Salz und Pfeffer würzen. Fisolen in reichlich Wasser knackig kochen, abseihen und gemeinsam mit den geviertelten Cocktailtomaten in einer Pfanne anbraten. Mit 1 EL Balsamicoessig und 1 EL Sojasauce sowie etwas Salz und Pfeffer abschmecken, 1 gepresste Knoblauchzehe untermischen. Rapsöl in einer Pfanne erhitzen und Putenfilets gemeinsam mit Rosmarinzweigen darin anbraten. Gemüse auf 4 Teller aufteilen, je ein Putenfilet daraufsetzen und servieren. Eventuell 1 Scheibe getoastetes Vollkorn-Toastbrot dazu servieren.

Nährwertangaben pro Portion				
kcal	Zu (g)	F (g)	GFS (g)	Chol (mg)
250	5	9	2	75

SAFTGULASCH

Zutaten für 6 Portionen:

1 kg Zwiebeln
4 Knoblauchzehen
1 kg Gulaschfleisch (mager, vom Rind)
5 EL Paprikapulver (edelsüß)
1 TL Majoran (getrocknet)
1 TL Kümmel
1 EL Essig
3 EL Rapsöl
Salz, Pfeffer

Zubereitung:
Zwiebeln und Knoblauch schälen und fein würfeln. Fleisch in ca. 4 cm große Stücke schneiden. Öl in einem großen Topf erhitzen, Zwiebeln glasig andünsten. 3 EL Paprikapulver, Knoblauch, Majoran und Kümmel hinzufügen, kurz mitandünsten. Mit 1 EL Essig ablöschen, 8–10 EL Wasser hinzufügen. Fleisch dazugeben und einen Moment braten lassen, ohne umzurühren, damit es Farbe nimmt. Salzen, pfeffern, umrühren, Hitze reduzieren und zugedeckt ca. 1½–2 Std. schmoren lassen – es soll nicht kochen! Die restlichen 2 EL Paprikapulver dazumischen, knapp mit Wasser bedecken und nochmals ca. 15 Min. köcheln lassen und abschmecken.

Serviertipp: Mit einigen Kartoffeln, 1 Knödel oder 1 Scheibe Schwarzbrot und einem Gurkensalat servieren.

Nährwertangaben pro Portion				
kcal	Zu (g)	F (g)	GFS (g)	Chol (mg)
315	9	14	4	100

LAUCHROLLEN MIT SCHINKEN

Zutaten für 4 Portionen:

800 g Lauch
12 Blätter Kochschinken (mager)
15 g Margarine
1 TL Dinkelvollkornmehl
400 ml Halbfettmilch
300 ml Wasser
Muskat
Salz, Pfeffer

Zubereitung:

Lauch putzen, in ca. 8 cm lange Stücke schneiden und in kochendem Wasser 5 Min. weich kochen. Den Lauch auf den Schinkenscheiben verteilen, einrollen und in eine Auflaufform geben.
Margarine in einem Topf verflüssigen, Mehl dazusieben und etwas durchziehen lassen, aber nicht bräunen! Milch und Wasser nach und nach dazugeben; mit einem Schneebesen gut verrühren, bis keine Klumpen mehr in der Sauce sind. Etwas köcheln und eindicken lassen; mit Salz, Pfeffer und Muskat würzen. Sauce über den Lauchrollen verteilen und im vorgeheizten Backofen bei 200°C ca. 20 Min. backen. Mit Reis und grünem Blattsalat servieren.

Nährwertangaben pro Portion				
kcal	Zu (g)	F (g)	GFS (g)	Chol (mg)
180	9	7	2	33

FISCHSPEISEN

GARNELEN MIT GRÜNEM SPARGEL

Zutaten für 4 Portionen:

400 g Garnelen (entdarmt, ohne Kopf; eventuell tiefgekühlt)

2 EL Rapsöl

500 g grüner Spargel

1 gestrichener EL Speisestärke

2 Knoblauchzehen (fein gehackt)

2 Schalotten/kl. Zwiebeln

1 EL Fisch- oder Austernsauce

2 EL Sojasauce

¼ TL Zucker

100 ml Hühnerbouillon/-brühe

Ingwer (gemahlen)

Zubereitung:

Garnelen ggf. aus der Schale lösen (Schwanzflosse dranlassen), mit Stärke bestauben. Holzige Spargelenden entfernen, dicke Spargel halbieren und in ca. 4 cm lange Stücke schneiden. Garnelen, etwas fein gehackten Knoblauch und gemahlenen Ingwer in einer Pfanne mit heißem Rapsöl 1–2 Min. scharf anbraten, herausnehmen und beiseitestellen. Schalotten schälen, fein würfeln und mit restlichem Knoblauch und etwas Ingwer anbraten, Spargel dazugeben und unter Rühren einige Minuten lang anbraten. Mit Hühnerbouillon ablöschen und mit Fisch- bzw. Austernsauce, Sojasauce, etwas Zucker sowie Pfeffer würzen. Kurz aufkochen, Garnelen wieder zugeben und gut vermischen. Mit Reis servieren.

Tipp: Außerhalb der Spargelsaison können ganz einfach Erbsenschoten verwendet werden!

Nährwertangaben pro Portion				
kcal	Zu (g)	F (g)	GFS (g)	Chol (mg)
185	5	7	1	152

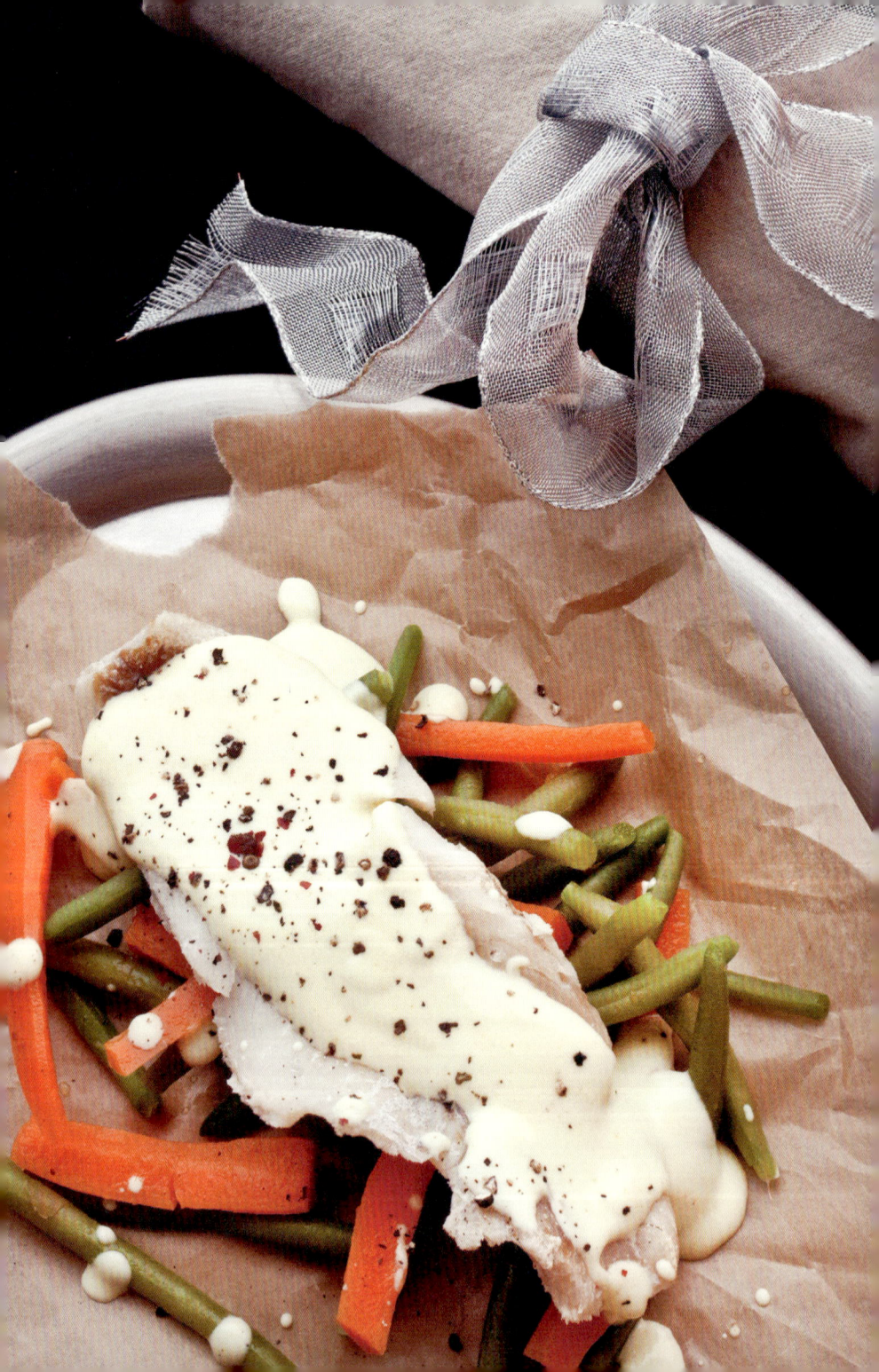

POCHIERTER ROTBARSCH MIT CURRYJOGHURT

Zutaten für 4 Portionen:

4 Stk. (je ca. 125 g) Rotbarschfilet (alternativ: Lachs oder Kabeljau)

400 g Fisolen/grüne Bohnen

4 Karotten

250 g Naturjoghurt (1 % Fett)

1–2 TL Currypulver (mild)

1 Schuss Essig

2 EL Zitronensaft

Salz

Zubereitung:

Topf mit Wasser zum Kochen bringen, 1 Schuss Essig und 1 EL Salz hinzufügen. Fischfilets vorsichtig ins nicht mehr kochende Wasser einlegen, Topf vom Herd nehmen und zugedeckt ca. 10 Min. ziehen lassen. Fisolen putzen, Enden abschneiden. Karotten schälen und in Stifte schneiden. Fisolen in einem Topf mit wenig Wasser dünsten; nach 5 Min. die Karotten hinzugeben und weitere 10 Min. garen. Mit wenig Salz abschmecken. Joghurt mit Curry, Zitronensaft und etwas Salz mischen. Gemüse auf dem Teller platzieren, Fisch darauflegen und mit Currysauce servieren.

Nährwertangaben pro Portion				
kcal	Zu (g)	F (g)	GFS (g)	Chol (mg)
215	8	6	2	56

ZANDER AUF GEMÜSENUDELN

Zutaten für 2 Portionen:

250 g Zanderfilet (entgrätet)

4 dünne Scheiben Rohschinken

130 g Teigwaren (Linguine)

200 g Gemüsestreifen (z. B. Karotten, Zucchini, Sellerie)

1 gestrichener EL Sauerrahm/Saure Sahne

2 EL Halbfettmilch

2 TL Pesto

1 EL Rapsöl

Salz, Pfeffer

Zubereitung:

Zander in 4 Stücke schneiden, in den Rohschinken einwickeln und zum Braten bereitstellen. Gemüsestreifen in Salzwasser kurz überkochen, kalt abschrecken und abtropfen lassen. Nudeln in Salzwasser al dente kochen und abtropfen lassen. Fisch in einer beschichteten Pfanne in wenig Öl beidseitig knusprig anbraten. Nudeln und Gemüsestreifen mit Sauerrahm und Milch vermischen, salzen, pfeffern, nochmals kurz erwärmen und auf 2 Teller verteilen. Fisch darauf anrichten und mit Pesto beträufeln.

Nährwertangaben pro Portion				
kcal	Zu (g)	F (g)	GFS (g)	Chol (mg)
450	3	13	3	160

FORELLE IN FOLIE

Zutaten für 4 Portionen:

4 Forellen (je ca. 250 g; ausgenommen)
3 Karotten
3 Knoblauchzehen
2 Stangen Sellerie
4 Frühlingszwiebeln
4 EL Olivenöl
2 Limetten
4 EL Sojasauce
2 EL Weißwein
Salz, Pfeffer

Zubereitung:

Forellen waschen, trockentupfen, innen und außen mit Zitronensaft beträufeln und leicht salzen. Karotten schälen, in feine Streifen schneiden, Jungzwiebel und Stangensellerie waschen, zuputzen und ebenfalls in feine Streifen schneiden. Knoblauch schälen, fein hacken.
Backofen auf 200°C Ober-/Unterhitze vorheizen und 4 große Stücke Alufolie mit 1–2 EL Olivenöl einpinseln. Restliches Olivenöl in einem kleinen Topf erhitzen, Knoblauch kurz darin anrösten; danach mit Weißwein, Sojasauce und Limettensaft ablöschen, gut verrühren und vom Herd nehmen. Jede Forelle auf ein Stück Alufolie legen und innen und außen mit der Würzsauce beträufeln. Forellen mit den Gemüsestreifen füllen bzw. Gemüse rund um den Fisch verteilen. Alufolie zusammenfalten und fest verschließen, mit einer Gabel einige Löcher einstechen und für ca. 30 Min. backen. Mit Reis servieren.

Nährwertangaben pro Portion				
kcal	Zu (g)	F (g)	GFS (g)	Chol (mg)
310	5	14	3	98

GEBRATENES LACHSFILET

Zutaten für 4 Portionen:

4 Lachsfilets (je ca. 125 g)
Saft von 1 Zitrone
Salz, Pfeffer
2 EL Rapsöl

Zubereitung:
Lachsfilets unter fließend kaltem Wasser waschen, trockentupfen und mit dem Saft von 1 Zitrone säuern. Mit Salz und Pfeffer würzen und auf beiden Seiten für jeweils 3–4 Min. goldbraun anbraten. Dazu Salzkartoffeln oder Wildreis und gedünstetes Mischgemüse servieren.

Nährwertangaben pro Portion				
kcal	Zu (g)	F (g)	GFS (g)	Chol (mg)
210	0	13	2	44

KABELJAUFILET MIT KRÄUTERHAUBE

Zutaten für 4 Portionen:

4 Kabeljaufilets (je ca. 130 g)
½ Bund Basilikum
1 Knoblauchzehe
30 g Mandeln (gemahlen)
1 EL Olivenöl
1 Tomate
Saft von 1 Zitrone
Salz, Pfeffer

Zubereitung:
Fischfilets waschen, trockentupfen, mit etwas Zitronensaft beträufeln, salzen und pfeffern. Basilikum abspülen, trockentupfen und fein hacken. Knoblauch schälen und pressen. Basilikum, Knoblauch, gemahlene Mandeln mit Olivenöl vermischen, mit Salz und Pfeffer würzen. Kräuterpaste auf den Filets verteilen. 4 Bögen Backpapier mit wenig Olivenöl bestreichen und je eine Fischportion daraufsetzen. Tomate waschen und in Scheiben schneiden. Auf den Filets verteilen und die Päckchen verschließen. Einen großen Topf ca. 2 cm hoch mit Wasser füllen und aufkochen. Einen Dämpfeinsatz hineinstellen und die Fischpäckchen darauflegen. Im geschlossenen Topf ca. 10 Min. bei mittlerer Hitze dämpfen. Mit Mischgemüse und eventuell einer Scheibe Vollkornbrot servieren.

Nährwertangaben pro Portion				
kcal	Zu (g)	F (g)	GFS (g)	Chol (mg)
170	1	7	1	65

GEGRILLTER HEILBUTT MIT BROKKOLI UND KARTOFFELN

Zutaten für 4 Portionen:

4 Heilbuttfilets (je ca. 125 g)
400 g Kartoffeln
1 frischer Brokkoli oder 750 g tiefgekühlter Brokkoli (aufgetaut)
Saft von 1 Zitrone
1 EL Rapsöl
1 kl. Zwiebel
200 ml Weißwein (trocken)
20 g Dinkelmehl
Sojasauce
Salz, Pfeffer

Zubereitung:

Backofen auf 250° C vorheizen. Kartoffeln schälen, waschen, längs vierteln und im Dampfgarer oder Salzwasser garen. Brokkoli waschen, in Röschen teilen und in wenig Wasser dünsten.
Öl in einem kleinen Topf erhitzen, klein geschnittene Zwiebel darin anrösten, mit Dinkelmehl bestäuben, mitrösten und mit Weißwein aufgießen. Gut umrühren und etwas Wasser zugeben, bis die Sauce sämig ist. Mit Salz, Pfeffer und Sojasauce abschmecken. Heilbuttfilets säubern, trockentupfen, mit Zitronensaft säuern und mit Salz und Pfeffer würzen. Auf ein mit Backpapier ausgelegtes Backblech legen und im Backofen ca. 12 Min. garen. Brokkoli, Kartoffeln und Fisch auf einem Teller anrichten und mit der Sauce beträufeln.

Nährwertangaben pro Portion				
kcal	Zu (g)	F (g)	GFS (g)	Chol (mg)
320	7	5	1	40

GERÄUCHERTE FORELLE MIT KRÄUTERTOPFEN

Zutaten für 4 Portionen:

4 Stück Räucherforellen (je ca. 125 g, ohne Haut)
1 Gurke
1 Bund Schnittlauch
250 g Magertopfen/-quark
100 g Joghurt (1 % Fett)
500 g Cocktailtomaten
4 Scheiben Vollkorntoast
Kräutersalz, Pfeffer
Kren

Zubereitung:

Gurke waschen, grob reiben. Gewaschenen Schnittlauch fein schneiden und mit Topfen, Joghurt, Gurke cremig rühren. Mit Kräutersalz, Pfeffer und etwas Kren abschmecken. Cocktailtomaten waschen und halbieren. Forellenfilets mit dem Kräutertopfen und den Tomatenhälften auf einem Teller anrichten und mit einer Scheibe Vollkorntoast servieren.

Nährwertangaben pro Portion				
kcal	Zu (g)	F (g)	GFS (g)	Chol (mg)
240	8	5	2	76

GEFÜLLTE PAPRIKA MIT THUNFISCH

Zutaten für 4 Portionen:

8 Stück Paprika (rot, grün oder gelb)
2 Dosen Thunfisch (natur)
200 g Schafskäse (fettreduziert, 9 % Fett)
4 Tomaten (gehäutet)
1 Zwiebel (fein gehackt)
1 Knoblauchzehe
70 g schwarze Oliven
1 EL Olivenöl
Petersilie, Thymian
Salz, Pfeffer

Zubereitung:
Paprika waschen, halbieren, Stängel und Kerne entfernen. Feta in eine Schüssel zerbröseln; Thunfisch, gewürfelte Tomaten und grob hackte Oliven dazumischen. Zwiebel und Knoblauch in etwas leicht erhitztem Olivenöl anrösten und untermischen. Mit Petersilie, Thymian, Salz und Pfeffer würzen. Paprikahälften mit der Mischung füllen, auf ein mit Backpapier ausgelegtes Backblech legen und im vorgeheizten Backofen bei 200 °C ca. 30 Min. backen.

Nährwertangaben pro Portion				
kcal	Zu (g)	F (g)	GFS (g)	Chol (mg)
390	15	20	9	69

GEBRATENES THUNFISCHSTEAK AUF LAUCH-ZUCCHINI-GEMÜSE

Zutaten für 4 Portionen:

4 Thunfischsteaks (je ca. 125 g)
Saft von 1 Zitrone
400 g Lauch
500 g Zucchini
2 EL Rapsöl
Zitronenthymian
Salz, Pfeffer

Zubereitung:
Thunfischsteak säubern, trockentupfen, mit Zitronensaft beträufeln und mit Salz und Pfeffer würzen. Lauch und Zucchini waschen, würfelig schneiden und in einem Topf mit etwas Wasser andünsten, salzen und pfeffern. Rapsöl in einer Pfanne erhitzen, Thunfischsteaks beidseitig goldbraun anbraten, mit Zitronenthymian bestreuen und auf dem Gemüse anrichten.

Nährwertangaben pro Portion				
kcal	Zu (g)	F (g)	GFS (g)	Chol (mg)
365	5	24	6	88

VEGETARISCHE HAUPTSPEISEN

TOPFEN-SESAM-NOCKERL AUF BLATTSPINAT

Zutaten für 4 Portionen:

250 g Magertopfen/-quark
2 Eier
50 g Semmelbrösel/Paniermehl
25 g Vollkornmehl
Salz, Pfeffer, Muskat
600 g Blattspinat (frisch)
40 g Sesam (ungeschält)
1 EL Olivenöl

Zubereitung:

Topfen, Eier, Brösel, Mehl verrühren; mit Salz, Pfeffer und etwas Muskat würzen und 10–15 Min. rasten lassen.
Blattspinat waschen, grob in Streifen schneiden und in kochendem Salzwasser kurz blanchieren. Aus dem Wasser heben, gut abtropfen lassen und in einer Pfanne mit etwas erwärmtem Olivenöl schwenken, mit Salz und Pfeffer würzen.
Aus dem Teig mithilfe von 2 Teelöffeln Nockerl/Klößchen ausstechen. In einem Topf mit siedendem Salzwasser garen. Spinat auf Tellern anrichten. Nockerl aus dem Wasser heben und mit einer Seite in gerösteten Sesam tauchen. Fertige Nockerl auf dem Spinatbett platziert servieren.

Nährwertangaben pro Portion				
kcal	Zu (g)	F (g)	GFS (g)	Chol (mg)
260	4	11	2	119

BOHNENCHILI

Zutaten für 4 Portionen:

100 g Zwiebel
2 Knoblauchzehen
2 Paprika (rot und grün)
2–3 EL Tomatenmark
200 g Linsen (ungekocht)
250 g Kidneybohnen (aus der Dose)
1 l Wasser
1–2 TL Paprikapulver
Chili (frisch oder getrocknet)
Kümmel (gemahlen)
Salz, Cayennepfeffer
2 EL Rapsöl

Zubereitung:

Öl in einem Topf erhitzen. Zwiebeln schälen, hacken und im Öl leicht rösten. Knoblauch pressen, beifügen. Paprika würfeln, Chili zerkleinern und mitrösten. Paprikapulver, Kümmel, etwas Cayennepfeffer beifügen, dann die Linsen zugeben. Wasser und Tomatenmark hinzufügen und zugedeckt bei schwacher Hitze garen lassen. Mit Salz und eventuell noch etwas Pfeffer abschmecken. Dazu eine Scheibe Vollkornbrot servieren.

Nährwertangaben pro Portion				
kcal	Zu (g)	F (g)	GFS (g)	Chol (mg)
220	6	5	0	0

GNOCCHI

Zutaten für 4 Portionen:

600 g Kartoffeln (mehlig)
100 g Dinkelmehl (Type 700)
1 Ei
30 g Parmesan (gerieben)
Salz
1 Msp. Muskat
Wasser

Zubereitung:

Kartoffeln ungeschält gar kochen, schälen und durch die Kartoffelpresse drücken. Ei, Parmesan, Muskat und Salz daruntermischen. Mehl gut untermischen und einige Minuten ruhen lassen. Aus dem Teig eine daumendicke Rolle formen und in ca. 3 cm breite Stücke schneiden. Mit der Gabel seitlich leicht eindrücken. Gnocchi in reichlich kochendem und gesalzenem Wasser gar ziehen lassen, bis sie auf der Wasseroberfläche aufschwimmen.

Nährwertangaben pro Portion				
kcal	Zu (g)	F (g)	GFS (g)	Chol (mg)
280	2	5	2	66

GNOCCHI MIT MELANZANI-ZUCCHINI-GEMÜSE

Zutaten für 4 Portionen:

Gnocchi (siehe Rezept)

1 Melanzani/Aubergine (ca. 250 g)

1–2 Zucchini (ca. 250 g)

150 g Schafskäse (fettreduziert, 9 % Fett)

Salz, Pfeffer

etwas Olivenöl

Zubereitung:

Gewaschene Melanzani und Zucchini halbieren und in ca. 5 mm dicke Scheiben schneiden, beidseitig salzen. Im vorgeheizten Backofen bei 200°C rösten. 150 g Schafskäse in ca. 1 cm große Würfel schneiden. Gegarte Gnocchi, Melanzani, Zucchini und Schafskäse mischen, nach Bedarf etwas salzen und pfeffern und mit 1 EL Olivenöl beträufeln.

Nährwertangaben pro Portion				
kcal	Zu (g)	F (g)	GFS (g)	Chol (mg)
400	4	13	5	77

GEMÜSELASAGNE

Zutaten für 4 Portionen:

12 Lasagneblätter

1 Zwiebel

1 TL Olivenöl

200 g Karotten (grob geraspelt)

200 g Sellerie (grob geraspelt)

200 g Paprika (gelb, in Stücke geschnitten)

200 g Zucchini

2 große Tomaten

250 ml Tomatenpassata

1 EL Tomatenmark

200 g Mozzarella (fettreduziert, 10 % Fett)

Salz, Pfeffer

Zubereitung:

Zwiebel schälen, fein hacken und in wenig Öl anschwitzen. Geraspelte Karotten sowie Sellerie dazugeben. Zucchini in Stifte schneiden und ebenfalls beifügen. Tomaten würfeln, beifügen. Tomatenpassata und -mark untermengen, mit Salz und Pfeffer würzen.

Auflaufform mit wenig Tomaten-Gemüse-Sugo bestreichen, mit Lasagneblättern auslegen und wieder mit einer Lage Tomaten-Gemüse-Sugo bedecken. Mit Mozzarella, in dünne Scheiben geschnitten, belegen und wieder eine Schicht Lasagneblätter auslegen. In dieser Reihenfolge weiterverfahren, bis alle Zutaten aufgebraucht sind – die letzte Lage sollte Mozzarella sein. Im vorgeheizten Backofen bei 200°C ca. 45 Min. backen.

Nährwertangaben pro Portion				
kcal	Zu (g)	F (g)	GFS (g)	Chol (mg)
255	10	9	4	40

GEMÜSERATATOUILLE FÜR PASTA ODER GNOCCHI

Zutaten für 4 Portionen:

1 Zwiebel
1 Zucchini
1 Melanzani/Aubergine
3 Paprika
2 Tomaten
3 EL Tomatenmark
1 Knoblauchzehe
1 EL Olivenöl
Salz, Pfeffer

Zubereitung:
Zwiebel schälen und grob würfeln. In einer Pfanne mit wenig Olivenöl dünsten. Zucchini, Melanzani und Paprika waschen und ebenfalls in Würfel schneiden. Zu den Zwiebeln geben und mitrösten. Tomaten kurz mit heißem Wasser überbrühen, häuten und ebenfalls würfeln. Tomaten und Tomatenmark dazumischen, eventuell etwas Wasser dazugeben. Mit Salz und Pfeffer abschmecken. Mit Pasta, Gnocchi, Knödeln oder Vollkornbrot servieren.

Nährwertangaben pro Portion				
kcal	Zu (g)	F (g)	GFS (g)	Chol (mg)
90	11	3	1	0

SPINATKNÖDEL

Zutaten für 4 Portionen:

240 g Grahambrötchen (altbacken, gewürfelt)
250 g Halbfettmilch
1 Ei
250 g Blattspinat (frisch oder tiefgefroren)
1 kl. Zwiebel
1 TL Rapsöl
20 g Vollkornmehl
1 Knoblauchzehe
Salz, Pfeffer, Muskatnuss

Zubereitung:
Eier in der Magermilch verquirlen und über die Brotwürfel gießen. Zwiebel schälen, fein hacken und in wenig heißem Rapsöl anrösten. (Blanchierten, gehackten) Spinat beifügen und mit gepresstem Knoblauch, Salz, Pfeffer und Muskatnuss abschmecken. Spinat und Mehl unter die Semmel-Ei-Milch-Mischung mischen und mit feuchten Händen ca. 8 große oder 12 kleine Knödel formen. Knödel in leicht siedendem, aber nicht mehr kochendem Salzwasser ca. 15 Min. garen.

Nährwertangaben pro Portion				
kcal	Zu (g)	F (g)	GFS (g)	Chol (mg)
245	5	5	1	63

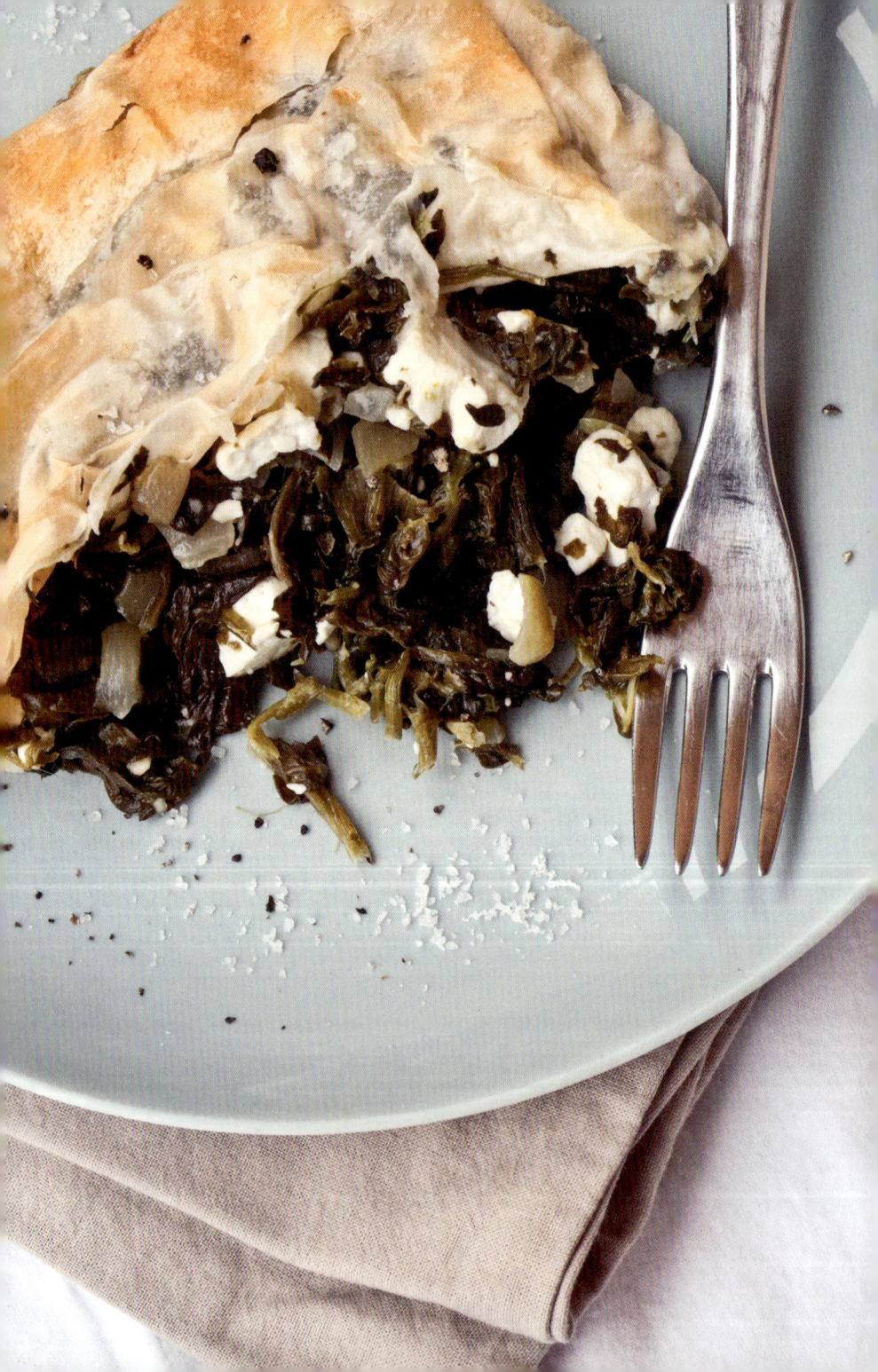

SPINATSTRUDEL 📷

Zutaten für 4 Portionen:

2 Dinkel-Strudelteigblätter

600 g Blattspinat
(frisch oder tiefgekühlt;
alternativ: anderes Gemüse)

1 EL Rapsöl

1 große Zwiebel

1 Knoblauchzehe

150 g Schafskäse
(fettreduziert, 9 % Fett)

Salz, Pfeffer, Muskatnuss

3 EL Halbfettmilch

Sesam zum Bestreuen

Zubereitung:
Zwiebel schälen, fein schneiden und in heißem Rapsöl glasig dünsten. Spinat waschen bzw. auftauen lassen, gut abtropfen lassen und zur gedünsteten Zwiebel geben. Anrösten, bis die Flüssigkeit vollständig verkocht ist, dann etwas abkühlen lassen. Schafskäse würfelig schneiden und zum abgekühlten Spinat geben; mit Salz, Pfeffer und Muskatnuss abschmecken. Spinatmasse auf das untere Drittel des Strudelteiges verteilen; Teig auf den Seiten einschlagen, zusammenrollen und in eine Auflaufform geben. Mit etwas Milch bestreichen und mit Sesam bestreuen. Im vorgeheizten Backofen bei 180 °C (Ober-/Unterhitze) für ca. 45 Min. goldgelb backen. Mit grünem Blattsalat servieren.

Nährwertangaben pro Portion				
kcal	Zu (g)	F (g)	GFS (g)	Chol (mg)
165	2	7	3	12

PILZSAUCE

Zutaten für 4 Portionen:

400 g Eierschwammerl/
Pfifferlinge

400 g Steinpilze

1 kl. Zwiebel

1 TL Rapsöl

50 ml Weißwein (trocken)

80 ml Halbfettmilch

80 ml Gemüsebouillon/
-brühe

40 g Dinkelvollkornmehl

Petersilie

Salz, Pfeffer

Zubereitung:
Zwiebel schälen und fein schneiden. In wenig heißem Rapsöl anschwitzen. Eierschwammerl putzen und in mundgerechte Stücke schneiden, den Zwiebeln beifügen und kurz mitrösten. Mit Weißwein ablöschen, mit Gemüsebouillon aufgießen und mit in der Milch gelöstem Mehl binden. Schwammerlsauce kurz aufkochen lassen und mit Salz, Pfeffer und Petersilie abschmecken. Mit Tagliatelle oder Spinatknödeln servieren.

Nährwertangaben pro Portion				
kcal	Zu (g)	F (g)	GFS (g)	Chol (mg)
105	2	3	1	1

KARTOFFEL-FISOLEN-EINTOPF

Zutaten für 4 Portionen:

1 kg Fisolen/grüne Bohnen (zugeputzt)
600 g Kartoffeln
1 EL Rapsöl
20 g Dinkelmehl
400 ml Gemüse- oder Rindsbouillon/-brühe
100 g Sauerrahm/Saure Sahne
1 Knoblauchzehe
Petersilie, Dill
Salz, Pfeffer

Zubereitung:

Zugeputzte Fisolen in einem Topf mit kochendem Wasser kurz blanchieren. Kartoffeln schälen, vierteln und in reichlich Salzwasser garen. Bouillon mit Sauerrahm verrühren. Öl in einem Topf erhitzen, Mehl darin kurz anschwitzen. Mit der Suppe aufgießen, gut verrühren und einige Minuten köcheln lassen. Fisolen dazugeben und wieder einige Minuten köcheln lassen, bis die Fisolen gar sind. Kartoffeln dazugeben, wiederum einige Minuten köcheln lassen. Mit Salz, Pfeffer, gepresstem Knoblauch, Petersilie und etwas Dill abschmecken.

Nährwertangaben pro Portion

kcal	Zu (g)	F (g)	GFS (g)	Chol (mg)
315	5	15	5	16

SPARGELQUICHE

Zutaten für 6 Portionen:

200 g Dinkelmehl (Type 700)
½ Bund Petersilie (frisch)
8 g Backpulver
½ TL Salz
350 g Magertopfen/-quark
50 g Butter
700 g weißer Spargel (Rohgewicht)
150 g Sauerrahm/Saure Sahne
50 ml Magermilch
2 Eier
Salz, Pfeffer

Zubereitung:

Aus Mehl, Backpulver, Petersilie, Salz, Butter und 150 g Magertopfen einen Mürbteig kneten und 30 Min. kalt stellen. Spargel schälen, die holzigen Enden großzügig abschneiden und in reichlich Salzwasser bissfest kochen. Mürbteig dünn ausrollen und eine Tortenform ($\varnothing$ 26 cm) damit auslegen. Zum Blindbacken mit Backpapier auslegen, mit Hülsenfrüchten füllen und bei 180 °C ca. 10 Min. vorbacken. In der Zwischenzeit restlichen Magertopfen (200 g), Sauerrahm, Milch und Eier verrühren, mit Salz und Pfeffer würzen. Spargel in Stücke schneiden, in die Tortenform geben und mit dem Guss bedecken. Bei 180 °C ca. 30 Min. backen. Mit grünem Blattsalat servieren.

Nährwertangaben pro Portion

kcal	Zu (g)	F (g)	GFS (g)	Chol (mg)
335	6	16	9	118

ZUCCHINILAIBCHEN MIT SCHNITTLAUCHDIP

Zutaten für 4 Portionen:

1 kg Zucchini
2 Zwiebeln
1 EL Rapsöl
1 Paprika
2 Eier
80 g Haferflocken
40 g Vollkornmehl
250 g Joghurt (1 % Fett)
1 Bund Schnittlauch
1 Knoblauchzehe
Muskat
Salz, Pfeffer

Zubereitung:
Eier verquirlen, mit Haferflocken vermischen und kurz ziehen lassen. Zucchini grob raspeln, salzen und gut ausdrücken. Zwiebeln fein hacken und kurz in wenig Rapsöl anrösten.
Paprika in kleine Würfel schneiden und mit den gerösteten Zwiebeln unter die Zucchini mischen. Ei-Haferflocken-Gemisch unterheben und Mehl dazusieben. Mit Salz, Pfeffer, Muskat und gepresstem Knoblauch abschmecken. Laibchen formen und auf einem mit Backpapier ausgelegten Backblech bei 190 °C ca. 10–15 Min. auf jeder Seite backen.
Für den Dip Joghurt und geschnittenen Schnittlauch vermischen und mit Salz und Pfeffer würzen.

Nährwertangaben pro Portion				
kcal	Zu (g)	F (g)	GFS (g)	Chol (mg)
270	10	9	2	122

BACKOFENGEMÜSE

Zutaten für 4 Portionen:

2 Paprika
2 Zucchini
6 Tomaten
3 Zwiebeln
2 Knoblauchzehen
2 EL Olivenöl
Rosmarin
Oregano
Salz, Pfeffer

Zubereitung:
Gemüse waschen. Paprika und Zucchini grob würfeln, Tomaten achteln und Zwiebeln grob hacken. Alles in eine Schüssel geben und mit dem Olivenöl vermischen. Gepressten Knoblauch und die Zwiebel hinzufügen und mit den Kräutern, Salz und Pfeffer abschmecken. In eine Auflaufform geben und im vorgeheizten Backofen bei 180 °C ½ Std. garen. Als Beilage servieren oder mit Hüttenkäse als Hauptspeise genießen.

Nährwertangaben pro Portion				
kcal	Zu (g)	F (g)	GFS (g)	Chol (mg)
120	10	6	1	0

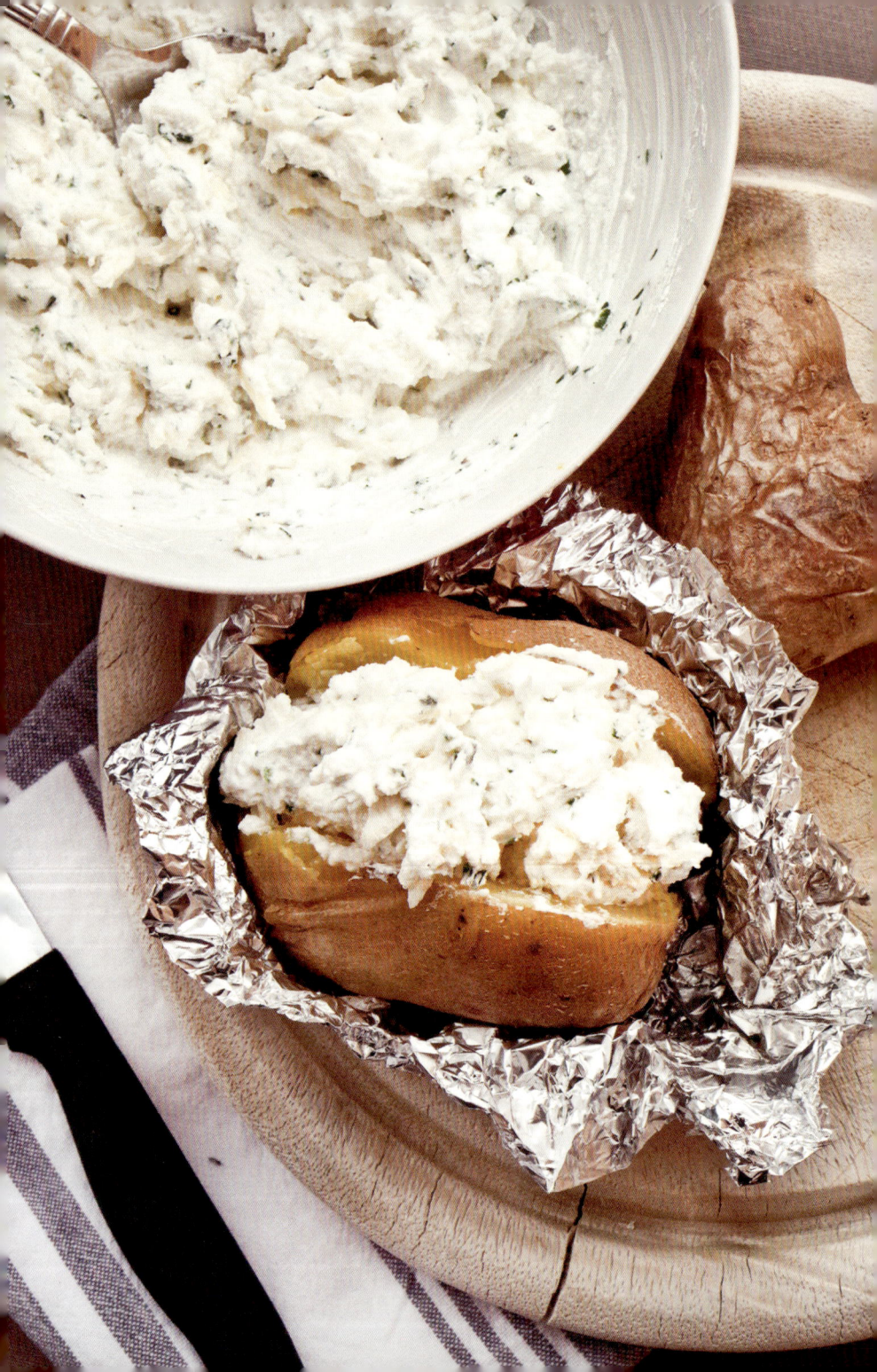

OFENKARTOFFEL MIT KRÄUTERTOPFEN

Zutaten für 4 Portionen:

800 g Kartoffeln (festkochend)

1 EL Rapsöl

1 Knoblauchzehe

50 g Käse (gerieben; 25 % F. i. T., z. B. Magrom®, Tilsette®, Goudette®)

250 g Speisetopfen/-quark (10 % F. i. T.)

2 Bund Schnittlauch

1 Prise Cayennepfeffer

1 Schuss Weißweinessig

Salz

Zubereitung:

Backofen auf 180° C vorheizen. Kartoffeln waschen. Jede Kartoffel in ein Stück Alufolie einwickeln und auf ein Backblech legen. In der mittleren Schiene ca. 45 Min. backen.

Knoblauchzehe fein hacken; Käse, Topfen, Salz und den Cayennepfeffer zugeben und glatt rühren. Schnittlauch fein schneiden und unter die Topfenmasse mischen.

Die Kartoffeln aus der Folie nehmen, die Oberseite einschneiden und die Kartoffeln leicht auseinanderdrücken. Die Kartoffeln mit der Schnittlauchsauce füllen, mit Schnittlauch und mit grobem Meersalz bestreuen. Dazu einen großen Blattsalat servieren.

Tipp: Als Variation kann auch 100 g magerer Schinken in die Topfensauce gemischt werden.

Nährwertangaben pro Portion				
kcal	Zu (g)	F (g)	GFS (g)	Chol (mg)
270	3	9	4	18

GEMÜSEPALATSCHINKEN

Zutaten für 4 Portionen:

125 g Vollkornmehl (Weizen oder Dinkel)
125 g Weißmehl
1 Ei
250 ml Halbfettmilch
1 Schuss Mineralwasser
1 TL Rapsöl
1 Zwiebel
150 g Champigons
2 Paprika
150 g Tomaten
1 Zucchini
1 Melanzani/Aubergine
2 EL Tomatenmark
Knoblauch
Salz, Pfeffer

Zubereitung:

Milch und 1 Schuss Mineralwasser mischen. Eier dazugeben und gut verrühren. Mehl langsam unterrühren und zu einem zähflüssigen Teig verarbeiten, eventuell etwas Salz dazugeben. Teig mind. 15 Min. rasten lassen. Wenig Öl in einer beschichteten Pfanne erhitzen und dünne Palatschinken/Pfannkuchen ausbacken.

Zwiebel schälen, fein hacken und in wenig Rapsöl anbraten. Übriges Gemüse waschen, würfelig schneiden und in der Pfanne mitanrösten bzw. mitandünsten. Tomatenmark und gepressten Knoblauch dazugeben, mit Salz und Pfeffer abschmecken. Palatschinken mit Gemüsemischung füllen und einrollen. Dazu einen grünen Salat servieren.

Nährwertangaben pro Portion				
kcal	Zu (g)	F (g)	GFS (g)	Chol (mg)
320	8	5	1	63

KÄSEPRESSKNÖDEL

Zutaten für 4 Portionen:

240 g Grahambrötchen (altbacken, gewürfelt)
1 Ei
125 ml Halbfettmilch
125 ml Gemüsebouillon/-brühe
1 Zwiebel
1 TL Rapsöl
50 g Schinken (3 % Fett)
100 g Käse (25 % F. i. T., z. B. Magrom®, Tilsette®, Goudette®)
Petersilie, Muskatnuss
Salz, Pfeffer

Zubereitung:

Zwiebel schälen, fein hacken und in wenig heißem Öl anrösten. Gewürfelten Schinken beifügen und mitrösten, vom Herd nehmen und etwas überkühlen lassen. Grahamwürfel, Milch, Gemüsebouillon, Ei und Gewürze gut vermischen. Zwiebel und Schinken dazufügen, zum Schluss geriebenen bzw. gewürfelten Käse untermischen. Backofen auf 180° C vorheizen, Knödelmasse ca. 10–15 Min. rasten lassen. Mit nassen Händen 12 Laibchen formen, auf ein mit Backpapier belegtes Backblech legen und bei mittlerer Hitze goldbraun backen. Als Suppeneinlage oder mit Gemüse als Hauptspeise servieren.

Nährwertangaben pro Portion				
kcal	Zu (g)	F (g)	GFS (g)	Chol (mg)
290	3	9	4	77

KUCHEN UND DESSERTS

GUGELHUPF

Zutaten für 16 Portionen:

200 g Dinkelmehl (Type 700)

140 g Zucker

320 ml Halbfettmilch

2 große Eier

50 g Rapsöl

1 Pkg. Vanillezucker

½ Pkg. Backpulver

1 gehäufter EL Kakaopulver

Zubereitung:
Backofen auf 180 °C Heißluft vorheizen. Eine Gugelhupfform aus Silikon verwenden, dann muss die Form nicht eingefettet werden! Zucker, Eigelb, Rapsöl, Vanillezucker mit einem guten Schuss Milch ca. 5 Min. schaumig schlagen. Mehl und Backpulver mischen, dann ins Ei-Butter-Gemisch sieben, zwischendurch immer wieder Milch zugeben und alles gut verrühren. Den Teig halbieren, in eine Hälfte das Kakaopulver mischen. Eiweiß zu Eischnee schlagen und zur Hälfte in die helle, zur Hälfte in die dunkle Masse unterheben. Erst die helle Masse in die Kuchenform füllen, dann die dunkle Masse. Mithilfe eines Teigschabers zwei Mal im Kreis rühren, damit sich die Schichten etwas vermischen. Kuchen ca. 45 Min. backen.

Tipp: Statt Dinkelmehl kann auch eine Mehlmischung aus 100 g Vollkornmehl und 100 g Weißmehl verwendet werden!

Nährwertangaben pro Portion				
kcal	Zu (g)	F (g)	GFS (g)	Chol (mg)
133	11	5	1	31

BLITZKUCHEN NACH QIMIQ®-ART

Zutaten für 12 Portionen:

350 g QimiQ Classic Natur® (ungekühlt)
80 g Haselnüsse (gerieben)
100 g Staub-/Puderzucker
50 ml Rapsöl
2 große Eier
160 g Dinkelmehl (Type 700)
1 Pkg. Backpulver

Zubereitung:

Backofen auf 180 °C (Ober-/Unterhitze) vorheizen. Ungekühltes QimiQ Classic Natur® glatt rühren; Haselnüsse, Staubzucker, Öl und Eier dazumischen. Mehl mit Backpulver vermischen und unter die Kuchenmasse heben. Teig in die vorbereitete Silikonform füllen und in der Mitte des vorgeheizten Backofens ca. 40 Min. backen.

Nährwertangaben pro Portion				
kcal	Zu (g)	F (g)	GFS (g)	Chol (mg)
225	10	14	1	51

OBST-STREUSELKUCHEN

Zutaten für 20 Portionen:

350 g Dinkelmehl (Type 700)
½ Wurfel Germ/Hefe (frisch oder 1 Pkg. Trockengerm)
250 ml Milch (lauwarm)
60 g Margarine
60 g Zucker
1 Ei
1 Prise Salz
1 kg Obst (z. B. Äpfel, Zwetschken/Pflaumen, Marillen/Aprikosen)
Saft von 1 Zitrone

Für die Streusel:

30 g Margarine
60 g Mehl (glatt)
60 g Kristallzucker
30 g Mandeln (gerieben)
etwas Zimt

Zubereitung:

Backofen auf 170 °C vorheizen. Germ und 20 g Zucker in lauwarmer Milch auflösen. Mehl mit einer Prise Salz mischen, Ei und zimmerwarme Margarine dazugeben. Aufgelöste Germ-Milch-Mischung sowie restlichen Zucker zum Mehl geben und alles zu einem geschmeidigen Teig verarbeiten. Ca. 15 Min. gehen lassen und anschließend auf ein mit Backpapier ausgelegtes Backblech drücken.
Trockene Zutaten für Streusel mischen und mit der Margarine abbröseln, im Kühlschrank kalt stellen. Obst waschen, entsteinen, nach Bedarf schälen, in gleichmäßige Spalten schneiden und auf dem Teig verteilen. Mit Streuseln bestreuen und ca. 25 Min. backen.

Nährwertangaben pro Portion				
kcal	Zu (g)	F (g)	GFS (g)	Chol (mg)
160	11	5	1	16

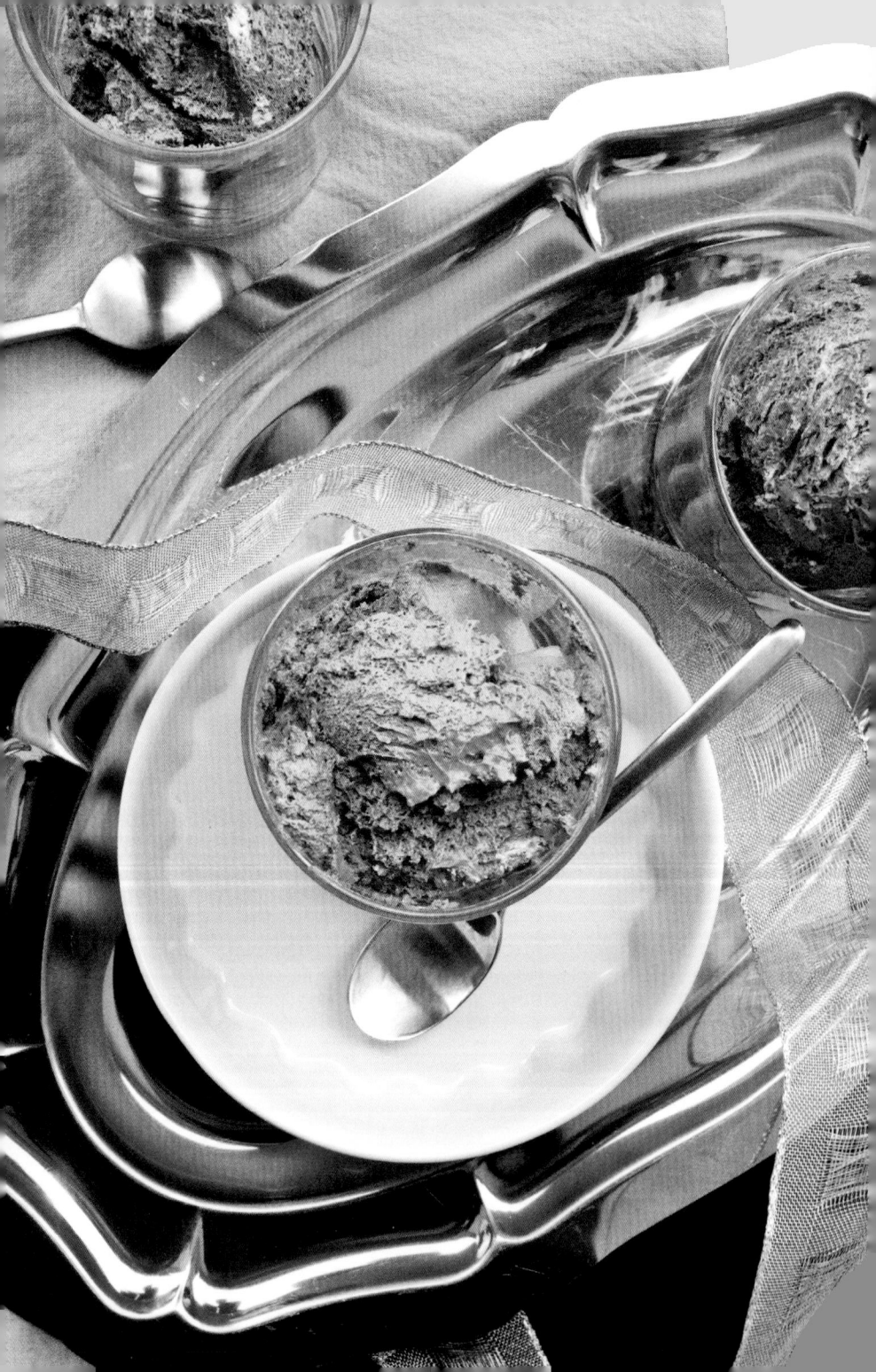

MOUSSE AU CHOCOLAT 📷

Zutaten für 10 Portionen:

250 g QimiQ Classic Natur® (ungekühlt)

250 g Rama Cremefine®

150 g dunkle Schokolade (mind. 60 % Kakaogehalt)

50 g Staub-/Puderzucker

Zubereitung:
Dunkle Schokolade über dem Wasserbad langsam schmelzen. QimiQ glatt rühren, geschmolzene Schokolade und Zucker untermischen. Rama Cremefine® steif schlagen und vorsichtig unterheben. Kalt stellen und servieren.

Nährwertangaben pro Portion				
kcal	Zu (g)	F (g)	GFS (g)	Chol (mg)
175	12	12	4	10

BISKUIT

Zutaten für 8 Portionen:

3 Eier

1 Prise Salz

60 g Feinkristallzucker

140 g Dinkelmehl (Type 700)

Zubereitung:
Eier trennen. Eiweiß mit einer Prise Salz steif schlagen. Nach und nach Zucker einrieseln lassen und ständig weiterschlagen, bis sich der Zucker gelöst hat und der Schnee fest und cremig geworden ist. Eigelb mit 1 EL kaltem Wasser kurz verquirlen. Eigelb zum Eischnee geben und vorsichtig kurz untermischen (nicht zu lange rühren, sonst verliert der Schnee seine Lockerheit). Beide Mehlsorten vorsichtig auf den Eischnee sieben und mit einem Teigschaber kurz unterheben, bis alle Schichten gleichmäßig verteilt sind. Auf einem mit Backpapier ausgelegten Backblech verteilen und bei 200 °C Ober-/Unterhitze 12–15 Min. goldgelb backen.

Nährwertangaben pro Portion				
kcal	Zu (g)	F (g)	GFS (g)	Chol (mg)
125	8	3	1	90

HIMBEER-JOGHURT-SCHNITTEN

Zutaten für 16 Portionen:

Biskuit (Zubereitung siehe Rezept „Biskuit")

500 g Naturjoghurt (1 % Fett)

1 Vanilleschote

100 g Staub-/Puderzucker

1 Pkg. Vanillezucker

Saft von ½ Zitrone

6 Blätter Gelatine

250 g Rama Cremefine® zum Schlagen

Marillen-/Aprikosenmarmelade mit erhöhtem Fruchtanteil (3 : 1)

400 g Himbeeren (frisch oder tiefgefroren)

Zubereitung:
Biskuit wie im Rezept „Biskuit" (S. 105) beschrieben zubereiten. In der Form abkühlen lassen. Joghurt mit Staubzucker, Vanillezucker, Mark einer Vanilleschote und Zitronensaft gut verrühren. Rama Cremefine® steif schlagen. Gelatine in kaltem Wasser einweichen und in einer Pfanne bei niedriger Hitze auflösen. 2 EL von der Joghurtcreme zur Gelatine mischen, um es zu temperieren. Gelatinemasse unter die Joghurtcreme rühren und anschließend steif geschlagenes Rama Cremefine® unterheben. Biskuitboden dünn mit Marillenmarmelade bestreichen und mit den Himbeeren belegen. Joghurtmasse darübergießen und im Kühlschrank mind. 2 Std. fest werden lassen.

Nährwertangaben pro Portion				
kcal	Zu (g)	F (g)	GFS (g)	Chol (mg)
150	16	4	1	46

APFELSTRUDEL

Zutaten für 6 Portionen:

2 Dinkel-Strudelteigblätter

7 kl. Äpfel (ca. 700 g)

10 g Zucker

Saft von ½ Zitrone

30 g Semmelbrösel/Paniermehl

Zimt

20 g Rosinen

etwas Milch

Zubereitung:
Äpfel waschen und grobblättrig schneiden. Mit Zitronensaft beträufeln und mit Zimt und 1 EL Zucker abschmecken. Den Strudelteig zu ¾ mit einem Teil der Semmelbrösel bestreuen und Äpfel darauf verteilen. Rosinen und die restlichen Brösel darüberstreuen, die Ränder einschlagen, einrollen und mit etwas Milch bepinseln. Im Backofen bei 180°C ca. 25 Min. goldbraun backen.

Nährwertangaben pro Portion				
kcal	Zu (g)	F (g)	GFS (g)	Chol (mg)
135	18	1	0	0

TOPFEN-JOGHURT-CREME AUF APFELKOMPOTT

Zutaten für 4 Portionen:

3 Äpfel

300 g Magertopfen/-quark

300 g Naturjoghurt (1 % Fett)

1 EL Zitronensaft

1 Msp. Vanillemark

20 g Honig oder etwas Süßstoff

Zubereitung:

Topfen und Joghurt cremig rühren. Falls die Konsistenz zu fest ist, eventuell etwas Wasser dazugeben. Honig daruntermischen, Zitronensaft und Vanillemark dazugeben. Äpfel waschen, schälen und kleinwürfelig schneiden. In einem Topf mit wenig Wasser dünsten, bis die Äpfel weich sind, mit einer Gabel etwas zerdrücken. Abgekühltes Apfelkompott in 4 Schalen verteilen und Topfen-Joghurt-Creme darübergeben.

Tipp: Wenn Sie auf jeglichen Zuckerzusatz verzichten wollen, können Sie den Honig auch weglassen oder ihn durch Süßstoff oder Stevia ersetzen!

Nährwertangaben pro Portion				
kcal	Zu (g)	F (g)	GFS (g)	Chol (mg)
185	25	2	1	4

TOPFENNOCKERL AUF FRUCHTSPIEGEL

Zutaten für 4 Portionen:

300 g Magertopfen/-quark

40 g Vollkorngrieß

1 Ei

40 g Zucker oder etwas Süßstoff

300 g Erdbeeren (alternativ: andere Früchte, z. B. Himbeeren, Pfirsiche, Mango)

Zimt

Zubereitung:

Topfen mit Grieß und Ei gut verrühren und ca. 10 Min. stehen lassen. Danach mit einem Löffel Nockerl/Klößchen formen und in einem Topf mit siedendem, aber nicht mehr kochendem Wasser garen. Erdbeeren in einem Topf erwärmen, pürieren und mit etwas Zimt abschmecken. Erdbeerspiegel auf Tellern anrichten, Nockerl daraufsetzen.

Nährwertangaben pro Portion				
kcal	Zu (g)	F (g)	GFS (g)	Chol (mg)
175	17	2	1	60

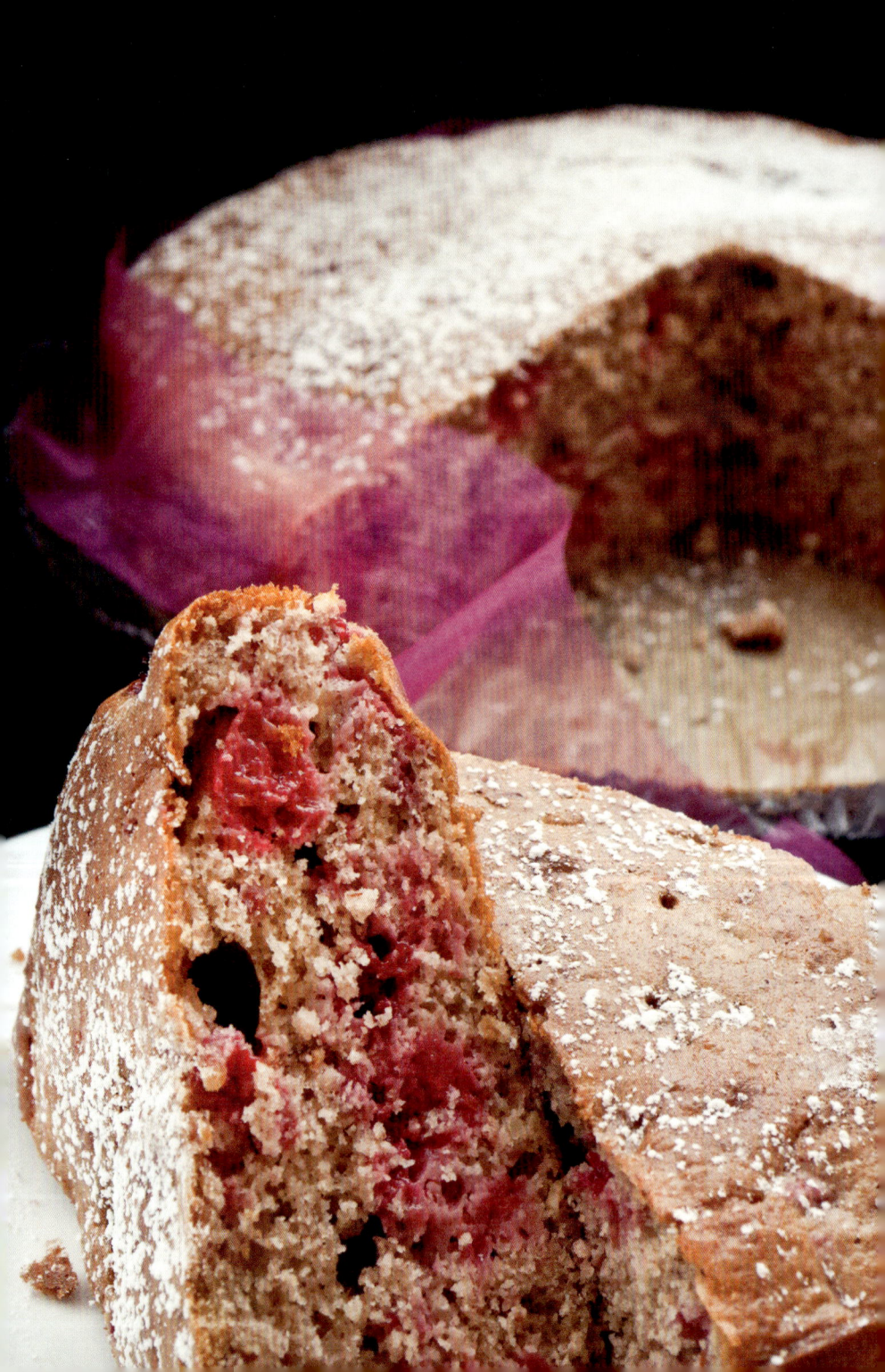

HIMBEERKUCHEN 📷

Zutaten für 12 Portionen:

4 Eier
80 g Zucker
1 Pkg. Vanillezucker
½ TL Zimt
50 g Butter
100 g Apfelmus
200 g Dinkelmehl (Type 700)
½ Pkg. Backpulver
80 g Mandeln oder Haselnüsse (gerieben)
250 g Himbeeren

Zubereitung:

Backofen auf 180 °C vorheizen. Eier trennen. Eigelb mit Zucker und Zimt für ca. 5–10 Min. sehr schaumig rühren. Weiche Butter dazugeben, Apfelmus und geriebene Nüsse hinzufügen und alles gut vermischen. Eiweiß mit einer Prise Salz steif schlagen. Dinkelmehl und Backpulver mischen, abwechselnd mit Eischnee dazusieben und alles vorsichtig vermischen. Himbeeren waschen, gut abtropfen lassen und unter den Teig mischen. Teig gleichmäßig in der Silikonbackform bzw. in einer mit Backpapier ausgelegten Springform verteilen und für ca. 25–30 Min. goldbraun backen.

Tipp: Apfelmus eignet sich hervorragend als Ersatz für einen Teil des notwendigen Fettes – teilweise können bis zu zwei Drittel des Backfettes durch Apfelmus ersetzt werden!

Nährwertangaben pro Portion				
kcal	Zu (g)	F (g)	GFS (g)	Chol (mg)
200	10	10	3	90

TOPFENKUCHEN MIT FRÜCHTEN

Zutaten für 12 Portionen:

180 g Dinkelmehl (Type 700)
1 Prise Salz
15 g Zucker
1 EL Rapsöl
100 ml Wasser (warm)
½ Pkg. Trockengerm/-hefe
500 g Magertopfen/-quark
250 g Frischkäse (Magerstufe, 5 % Fett)
3 Eier
1 Pkg. Vanillepudding-Pulver
100 g Zucker
1 Pkg. Vanillezucker
6 EL Halbfettmilch
Zimt
Saft von ½ Zitrone
etwas Zitronenabrieb
500 g Obst (z. B. Äpfel, Zwetschken/Pflaumen)

Zubereitung:
Mehl in eine Schüssel sieben, in der Mitte eine Mulde bilden. Trockengerm und Zucker mischen, in die Mulde geben; warmes Wasser und Öl dazugeben und vorsichtig mit einem Schneebesen in der Mulde verrühren, bis sich etwas Mehl zusammen mit der Flüssigkeit zu einem kleinen Vorteig gebildet hat. 30 Min. an einem warmen Ort gehen lassen, dann alles zu einem Teig verrühren und nochmals 30 Min. gehen lassen. Durchkneten, ausrollen und in eine mit Backpapier ausgelegte Springform (⌀ 26 cm) füllen. Obst putzen und in Streifen schneiden, mit Zitronensaft und etwas Zimt würzen. Milch mit Puddingpulver mischen; Topfen, Frischkäse, Eier, etwas Zitronenabrieb und Zucker zugeben und alles gut verrühren. Obst auf dem Germteig verteilen und mit dem Guss bedecken. Im vorgeheizten Backofen bei 175° C ca. 40–45 Min. backen.

Nährwertangaben pro Portion				
kcal	Zu (g)	F (g)	GFS (g)	Chol (mg)
180	15	3	1	55

TOPFENTEIG FÜR OBSTKNÖDEL

Zutaten für 16 Knödel, 4 Portionen:

250 g Magertopfen/-quark
70 g Weizenmehl oder Dinkelmehl (Type 700)
60 g Vollkornmehl
1 Ei
16 Marillen/Aprikosen, Zwetschken/Pflaumen oder Erdbeeren

Zubereitung:
Magertopfen und Ei vermischen. Mehl unterrühren und zu einem Teig verkneten. Den Teig ca. 30 Min. rasten lassen. Obst waschen und ggf. entsteinen. Teig in 16 Teile teilen und Obst damit umhüllen. In kochendem, leicht gesalzenem Wasser garen.

Nährwertangaben pro Portion				
kcal	Zu (g)	F (g)	GFS (g)	Chol (mg)
228	13	2	1	60

ABKÜRZUNGEN

ca.	zirka, ungefähr, etwa
EL	Esslöffel
EPA, DHA	Eicosapentaensäure und Docosahexaensäure. Das sind die wirksamen langkettigen Omega-3-Fettsäuren. Hauptquellen für diese Omega-3-Fettsäuren sind vor allem Kaltwasserfische wie Lachs, Makrele und Hering.
evtl.	eventuell
F. i. T.	Abkürzung für „Fett in der Trockenmasse", Bezugsgröße für jeden Käse. Die Trockenmasse bezeichnet jenen Anteil des Käses, der nach Entzug des enthaltenen Wassers übrig bleibt.
g	Gramm
HDL	„High density lipoprotein", Lipoprotein hoher Dichte; enthält „gutes" Cholesterin
kl.	klein
l	Liter
LDL	„Low density lipoprotein", Lipoprotein niedriger Dichte; enthält „schlechtes" Cholesterin
Min.	Minuten
ml	Milliliter
Msp.	Messerspitze
Pkg.	Packung
Stk.	Stück
TL	Teelöffel

GLOSSAR

α-Linolensäure	kurzkettige Omega-3-Fettsäure pflanzlichen Ursprungs, v. a. in Leinöl enthalten
Herz-Kreislauf-Erkrankungen	Damit fasst man Herzinfarkte, Schlaganfälle, Durchblutungsstörungen in den Beinen und andere Erkrankungen zusammen, die auf Basis einer Atherosklerose („Gefäßverkalkung") entstehen.
Hormone	körpereigene Botenstoffe, die vom produzierenden Organ in die Blutbahn ausgeschüttet und zur Zielzelle transportiert werden, um dort ihre Information abzugeben bzw. eine Reaktion auszulösen
Hypercholesterinämie	erhöhte Cholesterinwerte im Blutserum
Hyperlipidämie	erhöhte Fettwerte (Cholesterin und/oder Triglyzeride) im Blutserum; bei erhöhtem Cholesterin und erhöhten Triglyzeriden spricht man von „kombinierter" Hyperlipidämie
Hypertriglyzeridämie	erhöhte Triglyzeridwerte im Blutserum
Lipoprotein	fetttropfenähnliches Transportpartikel von Fetten (Cholesterin, Triglyzeriden) im Blutserum
Natives Olivenöl extra	Olivenöl wird in drei Qualitätsstufen auf den Markt gebracht. „Extra Vergine" oder „natives Olivenöl extra" bedeutet, dass nur beste Olivenqualität verwendet und in besonders schonender Methode (kalt) gepresst wurde. „Natives Olivenöl" deutet auf eine Kaltpressung hin, die Oliven müssen aber nicht erster Qualität entsprechen. „Olivenöl" ist eine Mischung von Olivenölen aus Kalt- und Warmpressung, unter Verwendung von Oliven durchschnittlicher Qualität.
Normalgewicht	Das Normalgewicht wird über den Body-Mass-Index (BMI) berechnet: BMI = Körpergewicht / Körpergröße^2 (Körpergewicht in kg, Körpergröße in m). Normalgewicht liegt vor bei einem BMI zwischen 18,5 und 25.
Oleocanthal	entzündungshemmender, antioxidativer Wirkstoff, welcher erstmals in Olivenöl entdeckt wurde

Pflanzliche Sterole/ Phytosterine	dem Cholesterin in seiner chemischen Struktur ähnliche Pflanzenverbindungen, welche nachweislich den Cholesterinspiegel im menschlichen Organismus senken können
Sekundäre Pflanzenstoffe	über 30.000 in Pflanzen vorkommende Stoffe, welche im menschlichen Organismus u. a. immunstärkende und antibakterielle Wirkungen haben
Serum	der zellfreie Anteil des Blutes nach dem Gerinnen

KLEINES KÜCHENLEXIKON

A

al dente	bissfest

B

Baba Ganoush	arabischer Aufstrich oder Dip; Hauptbestandteil sind Melanzani und Tahina (Sesampaste)
Biskuitschöberl	siehe Schöberl
blanchieren	überbrühen
blindbacken	Technik zum Backen eines Teigbodens, der nachträglich gefüllt werden soll

C

Crème fraîche	Sauermilchprodukt mit mindestens 30% Fettanteil

E

Eierschwammerl	Pfifferlinge
Erdäpfel	Kartoffeln

F

Faschiertes	Hackfleisch
Fisolen	grüne Bohnen
Fleckerl	quadratisch geschnittenes Nudelteigstück

G

Germ	Hefe
Gnocchi	Klößchen aus einem Teig mit Kartoffeln und Mehl
Gröstl	Speise aus gerösteten Kartoffeln
Gugelhupf	Napfkuchen

H

Hummus	arabischer Aufstrich oder Dip; Hauptbestandteil sind Kichererbsen und Tahina (Sesampaste)
Hülsenfrüchte	stärkehaltige Lebensmittel wie Linsen, Erbsen und Bohnen, welche dem Körper pflanzliches Eiweiß und wertvolle Ballaststoffe liefern

K

Karfiol	Blumenkohl
Karotten	Möhren

L

Lauch	Porree

M

Marillen	Aprikosen
Mascarpone	ein italienischer, sehr fettreicher Frischkäse
Melanzani	Aubergine
Muskat	ein Gewürz

N

Nockerl	Klößchen

O

Obers	Schlagsahne

P

Palatschinken	Pfannkuchen
Paradeiser	Tomaten

Q

QimiQ®	Schlagobers/Sahne-Produkte zum Kochen, Backen und Verfeinern; 15% Fettanteil

S

Sandmasse	Bezeichnung für klassischen, fettreichen Kuchenteig aus Eiern, Butter, Zucker, Mehl
Sauerrahm	Saure Sahne; österreichische Bezeichnung für „Schmand" oder „Schmant"; 15 % Fettanteil
Schalotte	kleine Zwiebel
Schlagobers	Schlagsahne, süße Sahne; 36 % Fettanteil
Schöberl	Suppeneinlage
Schwammerl	Pilz(e)
Sellerie	eine Gemüsepflanze
Semmel	Gebäck, Brötchen
Semmelbrösel	Paniermehl
Semmelwürfel	Knödelbrot
Staubzucker	Puderzucker
Stevia	pflanzlicher, natürlicher Süßstoff aus der Stevia rebaudiana; auch Süßkraut genannt

T

Topfen	Speisequark

V

Vogerlsalat	Feldsalat

W

Weckerl	längliches Brötchen

Z

Zwetschke	Pflaume

REZEPTÜBERSICHT

SUPPEN

Biskuitschöberl (als Suppeneinlage) . . 55
Grießnockerl (als Suppeneinlage) . . . 55
Hirsenockerl (als Suppeneinlage) . . 54
Karotten-Orangen-Suppe 52
Klare Gemüsesuppe 53
Klassische Hühnersuppe 54
Kürbiscremesuppe 52
Spinatsuppe 51
Zucchinicremesuppe 53

SALATE UND KLEINE SPEISEN

Apfel-Karotten-Rohkost 59
Bohnensalat mit Tomaten,
  Mozzarella und Räucherlachs 61
Couscoussalat mit Schafskäse
  und Minze 61
Feldsalat mit Ei 59
Gegrilltes Mozzarella-Pesto-Sandwich . . 63
Kartoffelchips ohne Fett 65
Käse-Ei-Powerweckerl 63
Kichererbsensalat mit Schafskäse . . . 57
Mango-Avocado-Salat mit
  Rucola und Garnelen 60
Spargelsalat mit
  gebratenen Lachsstreifen 56
Tomatenrührei auf Vollkornbrot
  mit Paprikasticks 65
Wraps mit Huhn 66

AUFSTRICHE UND DIPS

Avocado-Tomaten-Aufstrich 69
Baba Ganoush (Melanzaniaufstrich) . . 70
Frühlingsaufstrich 72
Hummus (Kichererbsenaufstrich) . . 71
Karotten-Pinienkerne-Aufstrich 67
Lachsaufstrich 72
Paprika-Nuss-Aufstrich 67
Thunfischaufstrich 69
Tomaten-Tofu-Aufstrich 70

FLEISCHSPEISEN

Chinesische Hühnerpfanne
  mit Cashewnüssen 79
Faschierte Bällchen in Tomatensauce . . 76
Karfiol mit Schinken und Ei 75
Kartoffelhälften mit Schinken
  und Käse 76
Kürbis-Schinken-Nudeln 77
Lauchrollen mit Schinken 82
Pochiertes Schweinefilet
  auf Zucchini-Tomaten-Gemüse . . . 78
Pute natur
  auf Fisolen-Tomaten-Gemüse 80
Puteneintopf mit Oliven 75
Saftgulasch 81
Schinken-Lauch-Strudel 79
Tiroler Gröstl 73
Überbackene Schinkenfleckerl 73
Zucchini-Huhn-Risotto 80

FISCHSPEISEN

Forelle in Folie 86	Geräucherte Forelle
Garnelen mit grünem Spargel 83	mit Kräutertopfen 88
Gebratenes Lachsfilet 87	Kabeljaufilet mit Kräuterhaube 87
Gebratenes Thunfischsteak	Pochierter Rotbarsch
auf Lauch-Zucchini-Gemüse 89	mit Curryjoghurt 85
Gefüllte Paprika mit Thunfisch 89	Zander auf Gemüsenudeln 85
Gegrillter Heilbutt mit Brokkoli	
und Kartoffeln 88	

VEGETARISCHE HAUPTSPEISEN

Backofengemüse 97	Käsepressknödel 101
Bohnenchili 91	Ofenkartoffel mit Kräutertopfen 99
Gemüselasagne 92	Pilzsauce 95
Gemüsepalatschinken 100	Spargelquiche 96
Gemüseratatouille	Spinatknödel 93
für Pasta oder Gnocchi 93	Spinatstrudel 95
Gnocchi 91	Topfen-Sesam-Nockerl
Gnocchi mit	auf Blattspinat 90
Melanzani-Zucchini-Gemüse 92	Zucchinilaibchen
Kartoffel-Fisolen-Eintopf........... 96	mit Schnittlauchdip 97

KUCHEN UND DESSERTS

Apfelstrudel 106	Obst-Streuselkuchen 103
Biskuit 105	Topfen-Joghurt-Creme
Blitzkuchen nach QimiQ®-Art 103	auf Apfelkompott 107
Gugelhupf 102	Topfenkuchen mit Früchten 110
Himbeer-Joghurt-Schnitten 106	Topfennockerl auf Fruchtspiegel ... 107
Himbeerkuchen 109	Topfenteig für Obstknödel 110
Mousse au Chocolat 105	

LITERATURVERZEICHNIS

Biesalksi, H. K. (2010): Ernährungsmedizin: Nach dem Curriculum Ernährungsmedizin der Bundesärztekammer und der DGE. Georg Thieme Verlag.

DGE (2005): Vollwertig essen und trinken nach den 10 Regeln der DGE. Online: http://www.dge.de/modules.php?name=Content&pa=showpage&pid=15 (15.01.2013).

Kasper, H. (2004): Ernährungsmedizin und Diätetik. Urban & Fischer Verlag.

Lavie, C. J., Milani, R. V., Mehra, M. R. & Ventura, H. O. (2009): Omega-3 polyunsaturated fatty acids and cardiovascular diseases. J Am Coll Cardiol, 54, pp. 585–594.

Nichterl, C. (2011): Kochen für's Herz. Cadmos Verlag.

Widhalm, K. (2009) (Hrsg.), unter Mitarbeit von M. Miklautsch: Ernährungsmedizin. 3. vollständig überarbeitete Auflage. Verlagshaus der Ärzte.

Wolfram, G. (2002): Ernährungstherapie der Dyslipoproteinämie. Aktuelle Ernährungsmedizin, 27, S. 172–181.

Nährwerte wurden mit dem Bundeslebensmittelschlüssel im Programm BKVBLS (Piu Printex, Aconsoft) berechnet.

Bildnachweis:
S. 6, 11, 13, 14, 16, 17, 24, 25, 27, 29, 30, 32, 34, 35, 38, 39, 40, 43: Fotolia.com
S. 8, 24, 25, 43: Istockphoto.com
S. 50, 58, 62, 64, 68, 74, 84, 94, 98, 104, 108: Victoria Posch, Esther Karner

Copyright © 2013 Wilhelm Maudrich Verlag, Wien
Eine Abteilung der Facultas Verlags- und Buchhandels AG
Alle Rechte, insbesondere das Recht der Vervielfältigung und Verbreitung sowie der Übersetzung in fremde Sprachen, vorbehalten.
Alle Angaben in diesem Buch erfolgen trotz sorgfältiger Bearbeitung ohne Gewähr. Eine Haftung der Autoren oder des Verlages ist ausgeschlossen.

Lektorat: Sigrid Nindl, Wien
Satz: Florian Spielauer, Wien
Umschlagbild: Christoph Rosenberger Photography, Wien
Covergestaltung: grafik:design Manfred Kriegleder, Wien
Druck: Ferdinand Berger & Söhne, Horn
Printed in Austria
ISBN 978-3-85175-974-7